Jean Le'Clerc Nicolás

Biopsia con Aguja de Corte

Jean Le'Clerc Nicolás

Biopsia con Aguja de Corte

Estudio Pre Quirúrgico de Cáncer de Mama. Un Lustro

Editorial Académica Española

Imprint
Any brand names and product names mentioned in this book are subject to trademark, brand or patent protection and are trademarks or registered trademarks of their respective holders. The use of brand names, product names, common names, trade names, product descriptions etc. even without a particular marking in this work is in no way to be construed to mean that such names may be regarded as unrestricted in respect of trademark and brand protection legislation and could thus be used by anyone.

Cover image: www.ingimage.com

Publisher:
Editorial Académica Española
is a trademark of
International Book Market Service Ltd., member of OmniScriptum Publishing Group
17 Meldrum Street, Beau Bassin 71504, Mauritius
Printed at: see last page
ISBN: 978-620-3-03552-0

INSTITUTO SUPERIOR DE CIENCIAS MÉDICAS DE LA HABANA

FACULTAD DE MEDICINA "VICTORIA DE GIRON"

HOSPITAL DOCENTE CLINICO QUIRURGICO "JOAQUIN ALBARRAN"

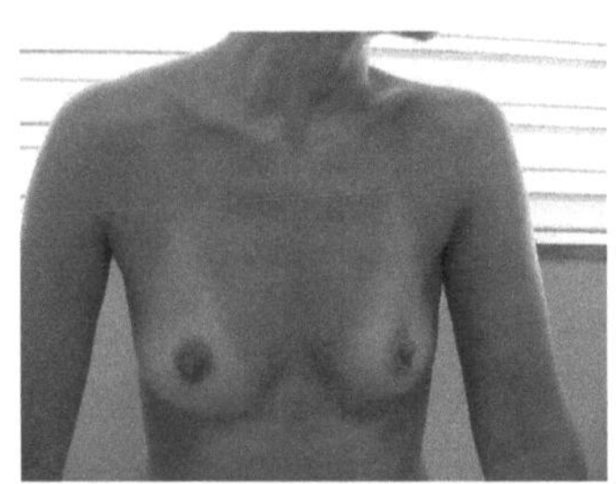

BIOPSIA CON AGUJA DE CORTE: ESTUDIO PRE QUIRÚRGICO DE CÁNCER DE MAMA. UN LUSTRO.

Autores: Dr. Manuel Ramos Guerrero.*

Dr: Eduardo. A. Manrique González.**

Dr. Alfredo Amado Rodríguez.***

Dr. Jean Le'Clerc Nicolás. ***

Dra. Isel Amado Rodríguez.****

* Especialista de 1er grado de Medicina General Integral. Especialista de 1er grado en Cirugía General

** Especialista de 1er grado en Cirugía General. Asistente.

*** Especialista de 2do grado en Cirugía General. Máster en Urgencias Médicas. Profesor Auxiliar.

**** Especialista de 1er grado en Cirugía General. Instructor.

La Habana, Cuba.

Resumen

Introducción: El cáncer de mama es una enfermedades que se conoce desde épocas antiguas (Egipto, en el papiro Ebers del 1600 a.C aproximadamente). En Cuba ocupa el primer eslabón dentro de las causas de incidencia y mortalidad neoplásicas del sexo femenino. Una de cada 14 a 16 mujeres podrá presentar cáncer de mama en algún momento de su vida.

Diseño metodológico: Se realizó un estudio longitudinal, prospectivo y descriptivo de 76 pacientes (universo/muestra) con el objetivo de caracterizar la biopsia con aguja de corte como estudio pre tratamiento quirúrgico de cáncer de mama en el Hospital Clínico Quirúrgico "Joaquín Albarrán".

Período de tiempo: desde enero de 2014 a diciembre de 2018.

Objetivo: Caracterizar el estudio por biopsia con aguja de corte pre tratamiento quirúrgico de cáncer de mama.

Resultados: Se encontró en nuestro estudio que más de la mitad de los casos (55.2%) tenían 60 o más años de edad, la mayor incidencia según color de piel fue la blanca 47.3% y el tabaquismo (73,2%) fue el factor de riesgo sobresaliente. La mitad de los pacientes (38) presentaron dolor post proceder menor de 24 horas de duración, el tipo histológico de carcinoma ductal infiltrante se mostró en casi de 2/3 de la muestra con 50 pacientes para un 65,7% y más de 3/4 de la casuística fue sometida a mastectomía total con 63 pacientes para el 83% y la técnica de Madden se realizó en casi 3/4 de la investigación con 56 casos para el 73,6%

Conclusiones: Más de la mitad de las pacientes afectadas sobrepasaban la séptima década de vida, destacándose las de piel blanca, siendo los factores de riesgo más frecuente los modificables. Los carcinomas infiltrantes fueron los predominantes, encabezados por el ductal infiltrante y no se presentaron complicaciones importantes luego de realizada la toma de biopsia. Predominaron las mastectomías totales sobre las conservadoras.

Palabra clave: Biopsia de tejido mamario, BAAF, CAAF.

Índice

Contenido   *Pág.*

Introducción

El **cáncer de mama** es una proliferación maligna de las células epiteliales que revisten los conductos o lobulillos de la mama. Es una enfermedad clonal; donde una célula individual producto de una serie de mutaciones somáticas o de línea germinal adquiere la capacidad de dividirse sin control ni orden, haciendo que se reproduzca hasta formar un tumor. El tumor resultante, que comienza como anomalía leve, pasa a ser grave, invade tejidos vecinos y, finalmente, se propaga a otras partes del cuerpo.[1]

Es uno de los tumores que se conoce desde épocas inmemoriales. La descripción más antigua que de este se tiene (aunque sin utilizar el término «cáncer») proviene de Egipto, en el papiro Ebers del 1600 a.C aproximadamente.[2]

El papiro Edwin Smith describe 8 casos de tumores o úlceras del cáncer que fueron tratados con cauterización, con una herramienta llamada "la orquilla de fuego". El escrito dice sobre la enfermedad: «No existe tratamiento cuando el tumor es sangrante, duro e infiltrante». A lo mínimo un caso descrito es de un hombre.[2-3] Más tarde Hipócrates describe varios casos y apunta que las pacientes con el cáncer extendido y profundo no deben ser tratadas pues viven por más tiempo.[3] En su obra Enfermedades de la mujer, Hipócrates prestó atención al karkinoma de mama avanzado.[4]

Galeno fue el primero en utilizar el término «cáncer», del latín cancrum, por la asociación con los cangrejos. Las ideas de Galeno eran diferentes de las de Hipócrates y los egipcios. Aulo Cornelio Celso en el siglo I y Galeno en el siglo II refirieron la extirpación de los tumores mamarios y el uso del cauterio para la cirugía mamaria. Celso creía que una intervención imprudente sobre el cáncer podría ser dañina y exasperar el tumor.[4] Se atribuye a Leónidas de Alejandría, médico griego, el primer procedimiento quirúrgico registrado para el cáncer de mama, antecedente de la moderna mastectomía.[3]Con eso se distanciaba de los tratamientos o medicaciones usadas comúnmente hasta entonces, como baños tibios o aceite de ricino, entre otros. Además, Leónidas señaló la retracción del pezón como signo de malignidad para un *tumor mamario.[4] En el siglo VI, Aecio de Amida señaló la posibilidad de que en el cáncer de mama coexistan tumefacciones satélites en el hueco axilar. En el siglo VII, el cirujano bizantino Pablo de Egina buscó perfeccionar la técnica de extirpación del cáncer de mama mediante el raspado de los ganglios de la axila.[3-5]*

Por siglos los médicos han descrito casos similares, todos teniendo una triste conclusión. No fue sino hasta que la ciencia médica logró mayor entendimiento del sistema circulatorio en el siglo XVII que se lograron felices avances. En este siglo se pudo determinar la relación entre el cáncer de mama y los nódulos linfáticos axilares. El cirujano francés Jean Louis Petit (1674-1750), con su remoción de los nódulos linfáticos, y posteriormente el cirujano Alfredo Velpeau (1795-1867), abrieron el camino a la mastectomía moderna.[3-6]Alfredo Velpeau es el autor de la obra más importante en esta materia de su época: Tratado de las enfermedades del seno y de la región mamaria. Su senda de comprensión y avance fue seguida por William Stewart Halsted que describió la mastectomía radical, procedimiento popular hasta fines de la década de 1970.[6-4]

Las enfermedades mamarias tienen una alta incidencia en el mundo, tanto en los países desarrollados como en los subdesarrollados.[7]El cáncer de mama constituye el tumor más frecuente en la mujer,[8] y cada año mueren alrededor de 373 000 mujeres, lo que representa el 14 % de todas las muertes por cáncer en el sexo femenino.[9] Programas como Surveillance, Epidemiology, and EndResults (SEER), de los Estados Unidos, han analizado los cambios en los patrones de incidencia, mortalidad y supervivencia en cáncer y confirmado que, específicamente el cáncer de mama es la causa más frecuente de muerte en mujeres entre 40 y 55 años y que si la tendencia no cambia, 1 de cada 8 mujeres presentará cáncer de mama,[10] con un riesgo acumulado a lo largo de la vida del 8,9 % (8,8 a 9,1).[11]

En Cuba, los tumores malignos constituyen la segunda causa de muerte desde hace más de tres décadas. Es la primera causa de muerte en el grupo de edades de 40 a 59 años (con una tasa que ascendió de 21,0 por 100 000 en el año 1970 a 24.9 por 100 000 en el 2016).[12-13]En el caso específico del cáncer de mama fueron diagnosticados 3 447 en 2011 para una tasa bruta de 61.5 por 100 000 habitantes, aumentando a 3 621 en 2013 para una tasa bruta de 64.7 cada 100 000 habitantes. La mortalidad en el año 2013 fue de 1445 y en el 2016 aumentó a 1525 mujeres para una tasa respectiva de 25.8 a 27.0 por 100 000 habitantes, ocupando el cáncer de mama la segunda causa de muerte dentro de los tumores malignos.[13-14-15]

Desde los primeros años de la década de 1990, se evidenció un incremento de la incidencia del cáncer de mama en Cuba y este se ubicó como la primera causa de muerte por neoplasia en las mujeres cubanas. Cada año se diagnostican más de 1600 nuevas féminas con la enfermedad, de las que una gran parte, lamentablemente, presenta estadios avanzados.[16] El cáncer de mama representa el 15,6 % de las defunciones por cáncer.[15]Desde el punto de vista individual, los casos parecen acumularse en las personas con ciertas características o factores de riesgo bien definidos.

El primer factor de riesgo es la edad. La aparición del cáncer de mama ocurre, sobre todo, en personas mayores de 50 años.[17] Otros factores de riesgo importantes están relacionados con la historia ginecológica (menarquia antes de los 12 años de edad y menopausia después de los 55 años de edad, ausencia de embarazos, primer embarazo a término después de los 30 años de edad, disminución de la paridad y de la lactancia materna), con factores relacionados con el estilo de vida (ejercicio físico, obesidad y alimentación rica en grasas) y, así mismo, con factores externos como la exposición a radiaciones ionizantes, electromagnéticas y productos químicos.[18-15]

También existe un porcentaje de casos, entre el 5 y el 10 % de todos los cánceres mamarios, en los que se detecta una acumulación en determinadas familias: familias con casos de cáncer mamario en casi todas las generaciones e incluso varios casos en la misma generación. En este tipo de pacientes se sospecha una transmisión genética de la enfermedad.

Hace una década se descubrieron dos de los genes causales de la transmisión genética del cáncer mamario, los denominados BRCA1 y BRCA2 (breastcarcinoma). El gen BRCA1 se localiza en el cromosoma 17, y el BRCA2 en el cromosoma 13. Ambas mutaciones genéticas pertenecen a la línea germinal y se transmiten de forma autosómica dominante.[17]

El cáncer de mama precoz generalmente no causa síntomas; razón por la cual los autoexámenes regulares de las mamas son importantes. A medida que el cáncer crece, los síntomas pueden incluir tumor mamario o tumoración en la axila que es dura, tiene bordes irregulares y generalmente no duele, cambio en el tamaño, forma o textura de las mamas o el pezón. Por ejemplo, se puede presentar enrojecimiento, agujeros o fruncimiento que luce como cáscara de naranja, salida de líquido del pezón, que puede ser sanguinolento, de claro a amarillento o verdoso, al avanzar pueden aparecer dolor óseo, ulceras cutáneas y pérdida de peso.[19-20]

En el diagnostico se llevará a cabo un examen físico, el cual incluye ambas mamas, las axilas y el área del cuello y del tórax, además se realizaran exámenes complementarios como la mamografía, el ultrasonido, la tomografía axial computarizada, la resonancia magnética nuclear y entre otros la biopsia por aguja fina o gruesa conocido como Trucut.[20]

Con respecto a este último proceder se conoce que para mejorar el desempeño de las pruebas diagnósticas en las lesiones palpables de mama, en 1977 Davies propone la toma de muestras por punción con aguja de corte (Trucut), que permite la obtención de un cilindro de tejido, su ventaja radica en que se trata de un método mínimamente invasivo y confiable para diagnosticar el cáncer de mama, además permite establecer si se trata de un carcinoma in situ o invasor y clasificarlo, siendo su sensibilidad superior con respecto a la BAAF .

La principal desventaja de las biopsias por aspiración, es que el espécimen es muy pequeño y en dichos especímenes, las características celulares se pierden.[21-22]

La biopsia con aguja de corte o trucut, es una alternativa a la biopsia quirúrgica abierta, que permite realizar un diagnóstico de mayor certeza del cáncer de mama. Las mujeres con un cáncer local avanzado, son sometidas a tratamiento neoadyuvante para reducir el tumor y optar a la cirugía conservadora. La determinación de los receptores hormonales y el c-erbB2 es importante, porque influye en el tipo de tratamiento y en la sensibilidad al mismo. La determinación del estatus hormonal y de c-erbB2 es también un importante factor pronóstico [23].

Realizada con un instrumento con resorte automático, en lesiones palpables, se ubica una zona tumoral representativa y accesible, se utiliza una aguja 14G, con excursión de 22 milímetros, tomándose al menos 5 muestras, [20] *se rotulan y envían aestudio diferido. El procedimiento es ambulatorio, requiere sólo de anestesia local y desinfección cutánea, es muy bien tolerado por los pacientes ypresenta bajo porcentaje de complicaciones, siendo las más frecuentes el hematoma y el dolor. No hay contraindicaciones absolutas para su aplicación, siendo las limitantes principales, las alteraciones severas de la coagulación y los desórdenes psiquiátricos graves. Está indicado en lesiones sospechosas o altamente sospechosas de ser malignas, principalmente nódulo y distorsiones de la arquitectura igual o mayores a 1.5 - 2 cm.* [21-23]

El tratamiento se basa en muchos factores, que incluyen el tipo y estadio del cáncer, si es sensible o no a ciertas hormonas, produce en exceso o no un gen llamado HER2/neu; estos pueden abarcar quimioterapia, radioterapia, cirugía para extirpar el tejido canceroso siendo esta el pilar principal, pudiendo ser la mastectomía parcial o total en función si extirpar toda o parte de la mama complementa con el vaciamiento axilar. La terapia dirigida utiliza fármacos para atacar los cambios en los genes en las células cancerosas, siendo la hormonoterapia e inmunoterapia un ejemplo de esta, pensada para bloquea ciertas hormonas que estimulan el crecimiento del cáncer. [19-20]

Historia

El cáncer de mama ha sido motivo de escritos desde la más remota antigüedad. El papiro quirúrgico de Edwin Smith (Circa 3000 a.c), incluye la descripción de tumoración mamaria que aparentemente comprende a un carcinoma localmente avanzado. Hipócrates, (Circa 400 a.c) se refirió al cáncer oculto, o sea el no ulcerado como el resultado del desbalance de los humores naturales del cuerpo, decía: "Es mejor no tratar a quienes tienen cánceres internos puesto que si se les trata, ellos mueren pronto, pero si no se les trata, duran largo tiempo". Celso (Aulus Cornelius Celso) siglo I d.c en Roma fue quien primero clasifico y estadificó el cáncer mamario así:

Malignidad temprana
Cáncer sin ulcera
Cáncer ulcerado
Cáncer fungiforme

Siglo II d.c Galeno expandió la teoría Hipocrática de los humores y afirmo que la acumulación, por exceso (melancolía) y coagulación de bilis negra en el seno producía el cáncer mamario. Creía Galeno que las mujeres liberaban de su organismo de la bilis negra con los periodos menstruales y que con la menopausia tal función de depuración ya no era posible, lo cual coincidía con la mayor incidencia del cáncer mamario en las edades de los 50 y 60 años. Por ello la conveniencia de las sangrías y las purgas más la amputación del seno, evacuando así los malos humores. [1-4]

Ambrosio Pare (1510 – 1590) cirujano del renacimiento, aconsejaba a las mujeres evitar los chismes para prevenir el cáncer mamario y para su manejo aplicar las vísceras cálidas de perros y gatos pequeños sacrificados sobre las lesiones. Thomas Bartholin (1616 – 1680) hace su aporte al describir el sistema linfático.

En el siglo XVIII aparecen los patrones de la controversia sobre el tratamiento quirúrgico del cáncer de seno: William Chelsedom (1688-1752) del St Georges Hospital de Tardus, defendía la tumorectomía y Jean Louis Petit de Paris el enfoque más radical [24].

En este siglo se pudo determinar la relación entre el cáncer de mama y los nódulos linfáticos axilares. El cirujano francés Jean Louis Petit (1674-1750), con su remoción de los nódulos linfáticos, siendo Jhon Syme quien estableció la relación entre el estado de las ganglios axilares y pronostico (1842). Posteriormente el cirujano Alfredo Velpeau (1795-1867), abrieron el camino a la mastectomía moderna.[3-6]Alfredo Velpeau es el autor de la obra más importante en esta materia de su época: Tratado de las enfermedades del seno y de la región mamaria. Su senda de comprensión y avance fue seguida por William Stewart Halsted que describió la "mastectomía radical de Halsted", procedimiento popular hasta fines de la década de 1970.

El fenómeno del cáncer es de desarrollo aleatorio, en el cual se ven implicados factores genéticos o endógenos, y factores ambientales o exógenos, que pueden actuar como iniciadores o como promotores, existiendo múltiples agentes involucrados a estos. Los factores externos, ya sean iniciadores o promotores, requieren de las características propias del individuo para desarrollar la enfermedad, ya que cada persona tiene mecanismos de defensa que permiten la eliminación de estos agentes ambientales[4-6].

Las neoplasias se originan por la combinación variable de dos tipos de determinantes, el genético o endógeno y el ambiental o exógeno.

El cáncer de mama no es algo nuevo: hace cientos de años que se lo diagnostica en la mujer. La diferencia es que tenemos los conocimientos y tecnología que nos permiten detectar el cáncer de mama más temprano y tratarlo con mayor éxito. El cuerpo humano está constituido por células que crecen sin cesar, este se produce cuando hay un cambio en la manera en que crecen las células del seno: las células cancerosas crecen sin control y pueden propagarse más allá del tejido de las mamas y causar daños otras partes del cuerpo [25].

Epidemiología

El cáncer de mama genera 10% de todas las neoplasias, lo que hace que sea el cáncer más frecuente en mujeres en el mundo. La incidencia es mayor en los países desarrollados, donde es hasta 6 veces más alta que en los países en vías de desarrollo; Latinoamérica tiene una incidencia intermedia. Es de notar que aun en Estados Unidos, las mujeres de familia latina tienen menores tasas de incidencia y mortalidad en comparación con las no latinas, lo cual sugiere que las razas tienen una presentación que se asemeja a la de su región natal. En Colombia, es el segundo cáncer más frecuente en mujeres. Es el tumor cuya tasa de incidencia ha crecido más en los últimos 30 años. Esto se refleja en Colombia, donde pasó del quinto al segundo lugar en frecuencia y, en Estados Unidos, donde actualmente se constituye como el cáncer con mayor número de nuevos casos [25].

En Cuba, los tumores malignos constituyen la segunda causa de muerte desde hace más de tres décadas. Es la primera causa de muerte en el grupo etario de 40 a 59 años (con una tasa que ascendió de 21,0 por 100 000 en el año 1970 a 24.9 por 100 000 en el 2016).[12-13]En el caso específico del cáncer de mama fueron diagnosticados 3 447 en 2011 para una tasa bruta de 61.5 por 100 000 habitantes, aumentando a 3 621 en 2013 para una tasa bruta de 64.7 cada 100 000 habitantes. La mortalidad en el año 2013 fue de 1445 y en el 2016 aumentó a 1525 mujeres para una tasa respectiva de 25.8 a 27.0 por 100 000 habitantes, ocupando el cáncer de mama la segunda causa de muerte dentro de los tumores malignos.[13-14-15]

En la actualidad, hay más que dos millones y medio de mujeres en Estados Unidos a quienes se les ha diagnosticado y tratado por cáncer de mama [25-26].

Hoy en día se diagnostican un millón de nuevos casos en el mundo y existen más de 4,4 millones de mujeres que padecen esta enfermedad. El cáncer de mama es una neoplasia casi exclusiva de las mujeres y a los hombres se les atribuye tan sólo 0,8 a 1,0% de los casos. La incidencia se mantiene relativamente igual en todos los países hasta los 30 años y arranca a crecer sustancialmente de diferentes formas en cada país hasta los 60 a 70 años, haciendo que 75% de los casos se den en mayores de 55 años [24-27].

Aproximadamente el 8% de todos los casos de cáncer de mama son hereditarios. La mitad de los casos se atribuyen a la mutación en dos genes de susceptibilidad de cáncer de mama: el BRCA1 y BRCA2 [24]).

Anatomía

Las mamas son glándulas accesorias del sistema reproductivo, de acuerdo a su función. Se desarrollan a partir de la sexta semana como un espesamiento ectodérmico del yugo mamario. En ambos sexos las glándulas mamarias presentan el mismo desarrollo hasta el final de la niñez. En la mujer, durante la pubertad la glándula mamaria aumenta rápidamente de tamaño, se divide en un número de 15 a 20 lóbulos, cada uno de los cuales desemboca por un sistema tubular en los llamados conductos galactóforos que vierten a nivel del pezón, alcanzan su máximo desarrollo durante la lactancia, y en la menopausia presentan involución paralela a los genitales internos.

Están localizadas en la parte anterior del tórax entre las 2 y 6 costillas en el plano vertical y entre el esternón y pliegue axilar anterior en el plano horizontal.

El parénquima de la glándula consta de 15 a 20 lóbulos. Cada lóbulo está formado por lobulillos, cada uno de los cuales consta de alvéolos que desembocan en los conductos lactíferos, estos convergen a la areola, cerca de la cual forman dilataciones, conocidas como senos lactíferos donde puede acumularse la leche [4].

La vascularización arterial dada por ramas perforantes II, III, IV de la arteria torácica interna, por ramas mamarias de la arteria torácica lateral, rama de la arteria axilar y arterias intercostales posteriores. Las venas drenan a la vena axilar, a las venas torácicas internas tributarias de la vena braquiocefálica y a las venas intercostales posteriores. Existen cuatro vías de drenaje linfático:

1. *Cutánea: drenan lateralmente hacia axila, aunque el borde inferior drena hacia el plexo epigástrico.*
2. *La axila que recibe aproximadamente un 75 o 97% de todo el flujo linfático mamario.*
3. *Vía de la torácica interna: Recibe del 3 al 25% del drenaje y va hacia torrente venoso bien por vía del conducto torácico o bien por vía de los ganglios linfáticos cervicales bajos o bien directamente en la confluencia de la subclavia yugular.*
4. *vía de los linfáticos intercostales que van a los ganglios intercostales posteriores del tórax a la altura de la unión entre costilla y vértebra*

La inervación proviene de los nervios intercostales II a VI y de fibras del tronco simpático torácico [4].

Fisiopatología

El cáncer de seno es una enfermedad del epitelio de la glándula mamaria que es de origen ectodérmico. El epitelio glandular exhibe un crecimiento dinámico en respuesta a los estímulos y ambientes hormonales: se desarrolla rápidamente con la menarquia, fluctúa con los ciclos menstruales, exhibe hiperplasia durante el embarazo y la lactancia y sufre atrofia progresiva con la menopausia. "En tan activa población celular, las oportunidades de mutación genética que producen células capaces de proliferación neoplásica, deben ser abundantes" (Gallagher 1980).

Según la hipótesis de Gallagher y Martín, la hiperplasia celular es una forma pre neoplásica, pero no obligatoria de convertirse en carcinoma. La secuencia de alteraciones que dan lugar al carcinoma invasor se inicia con un simple foco de hiperplasia en el epitelio ductal, la hiperplasia progresa y desarrolla alteraciones citológicas de malignidad. En la fase de carcinoma in situ, la lesión que se mantiene intraductalmente sin penetración de la membrana basal, o sea que es un carcinoma intraepitelial. Subsecuentemente puede avanzar a carcinoma de invasión mínima que ya viola la membrana basal y luego a carcinoma invasor plenamente desarrollado. [28].

El carcinoma mamario se acompaña de alteraciones en todos los tejidos del seno y algunas, particularmente aquellas que ocurren en el tejido conectivo pueden presidir al carcinoma mismo.

Las diversas alteraciones no ocurren de manera uniforme en un seno, las anormalidades de epitelio pueden ser predominantes en un área, mientras las lobulillares y del tejido conectivo lo son en otra. Tampoco es uniforme el grado de alteración del epitelio que se puede desarrollar en un seno: Áreas de focos de carcinoma francamente invasor pueden aparecer intercalados en áreas donde el epitelio es carcinomatoso pero no invasor (carcinoma intraepitelial o in situ) o hiperplasico o totalmente normal [4-28].

Dentro de este panorama histológico, la casi constante asociación de la hiperplasia del epitelio ductal con el carcinoma constituye evidencia fuerte de que la hiperplasia está relacionada con el desarrollo del proceso neoplásico. La secuencia entre el origen epitelial, pasando por la fase de extensión intraepitelial (o de carcinoma in situ) para avanzar a la fase de invasión mínima que al progresar da lugar a la formación de una masa tumoral son la secuencia de eventos en la historia natural del cáncer mamario [4-20].

El cáncer de mama se disemina cuando las células cancerosas se desplazan a otros sitios del cuerpo a través de los vasos sanguíneos o linfáticos. Esto se denomina metástasis. Lo más frecuente es que el cáncer de mama se extienda hacia los nódulos linfáticos de la región. Pueden ser axilares (ubicados debajo del brazo), cervicales (ubicados en el cuello) o supraclaviculares (ubicados inmediatamente arriba de las clavículas). Cuando se extienda a otras partes del cuerpo con frecuencia se ven afectados los huesos, los pulmones y el hígado. Más raramente, el cáncer de mama puede diseminarse al cerebro. El cáncer también puede reaparecer (regresar después del tratamiento) localmente en la piel, en la misma mama (si el tratamiento no incluyó extirpación), en otros tejidos de la región torácica o en otras partes del cuerpo [23].

Tipos de cáncer de mama:

La mayoría de los casos de cáncer de mama comienza en los conductos o lóbulos. Casi el 75% de todos los casos de cáncer de mama comienza en las células que recubren internamente los conductos de la leche y se denomina carcinoma ductal. El cáncer que comienza en los lobulillos se conoce como carcinoma lobular. Si la enfermedad se ha diseminado fuera del conducto hacia el tejido circundante, se denomina carcinoma ductal invasivo o infiltrante. Si la enfermedad se ha diseminado fuera del lobulillo, se llama carcinoma lobular invasivo o infiltrante. Cuando la enfermedad no está extendida se le denomina "in situ", que quiere decir "en el lugar". La forma en la que la enfermedad se desarrolla y extiende, así como el tratamiento, dependen de si se trata de un carcinoma ductal in situ (DCIS) o carcinoma lobular in situ (LCIS).

Otros tipos de cáncer de mama menos comunes incluyen el cáncer medular, mucinoso, tubular metaplásico y papilar de mama. El cáncer inflamatorio de mama es un tipo de cáncer de rápido crecimiento que representa aproximadamente del 1% al 5% de todos los casos de cáncer de mama. Puede haber un diagnóstico equivocado de infección de la mama debido a los signos flogísticos. La enfermedad de Paget es un tipo de cáncer que puede comenzar en los conductos del pezón [25].

Factores de riesgo:

Un factor de riesgo es cualquier factor que aumenta la posibilidad de que una persona desarrolle cáncer. Si bien los factores de riesgo pueden influir en el desarrollo del cáncer, la mayoría no es una causa directa de esta enfermedad.

En el caso del cáncer de mama, han sido agrupados según importancia en cuanto a predisposición en mayores y menores siendo estos:

<u>Edad</u>.
El riesgo de desarrollar cáncer de mama aumenta a medida que la mujer envejece y en la mayoría de los casos, la enfermedad se desarrolla en mujeres de más de 50 años.

<u>*Antecedentes personales de cáncer de mama*</u>*.*

Una mujer que ha tenido cáncer de mama en una mama tiene una probabilidad del 1% al 2% por año de desarrollar un segundo cáncer en la otra mama.

<u>*Antecedentes familiares de cáncer de mama.*</u>

Las mujeres que tienen un pariente en primer grado (madre, hermana, hija) a la que se le ha diagnosticado cáncer de mama corren más riesgo de desarrollar la enfermedad. El tener más de un pariente en primer grado con cáncer de mama aumenta aún más el riesgo, en especial si se lo diagnosticó a una edad temprana, porque esto podría indicar cambios genéticos hereditarios Las mujeres que tienen un pariente en segundo grado (tía, sobrina, abuela, nieta) a quien se le ha diagnosticado cáncer de mama también tienen un riesgo más elevado de desarrollar cáncer de mama. Al evaluar los antecedentes familiares, también se debe considerar el lado del padre (paterno) de la familia, de la misma manera que el lado de la madre (materno).

<u>*Predisposición genética.*</u>

Las mutaciones a los genes 1 o 2 del cáncer de mama (BRCA1 o BRCA2) se asocian con mayor riesgo de desarrollar cáncer de mama u ovario. Existen pruebas genéticas para detectar las mutaciones conocidas a estos genes, pero no se recomienda hacerlos de rutina por su alto costo. Los hombres de la familia también pueden presentar estas mutaciones de los genes. Los casos de cáncer de mama u ovario en el lado paterno de la familia aumentan significativamente el riesgo de tener cáncer de mama u ovario hereditarios. Los investigadores estiman que el BRCA1, el BRCA2 y otros genes asociados al riesgo del cáncer de mama representan del 5% al 10% de todos los cánceres de mama. Si una mujer sabe que tiene una de estas mutaciones genéticas, puede seguir determinados pasos para reducir el riesgo de cáncer de mama y ovario [4-28]*.*

<u>*Exposición a estrógeno y progesterona.*</u>

El estrógeno y la progesterona son hormonas femeninas que controlan el desarrollo de las características sexuales secundarias (como el desarrollo de las mamas) y del embarazo. La producción de estrógeno y progesterona disminuye en la menopausia. La exposición prolongada a estas hormonas aumenta el riesgo de desarrollar cáncer de mama.

• Las mujeres que comienzan a menstruar antes de los 11 o 12 años o llegan a la menopausia después de los 55 años y tienen más riesgo de desarrollar cáncer de mama porque las células mamarias están expuestas al estrógeno y a la progesterona durante un tiempo más prolongado. [28].

• Las mujeres que tuvieron su primer embarazo después de los 35 años o las que nunca tuvieron un embarazo a término corren más riesgo de desarrollar cáncer de mama. El embarazo puede actuar como protección contra el cáncer de mama porque empuja a las células mamarias hacia la última fase de maduración. La lactancia se invoca también como un factor protector ayudando a disminuir el riesgo de cáncer de mama.

<u>*Color de piel.*</u>
Si bien las mujeres blancas tienen más posibilidades de desarrollar cáncer de mama, las mujeres negras son más propensas a morir a causa de la enfermedad. Aún no están claros los motivos para las diferencias en la supervivencia y probablemente se vinculen con factores socioeconómicos y biológicos. Las mujeres de herencia judía ashkenazi también tienen un mayor riesgo de desarrollar cáncer de mama debido a las mutaciones de BRCA. [4].

<u>*Factores del estilo de vida.*</u>
Al igual que con otros tipos de cáncer, los estudios continúan mostrando que diversos factores del estilo de vida pueden contribuir al desarrollo de cáncer de mama.

• Estudios recientes han demostrado que las mujeres posmenopáusicas obesas tienen mayor riesgo de desarrollar cáncer de mama.

• *La falta de ejercicio puede aumentar el riesgo de desarrollar cáncer de mama porque el ejercicio disminuye los niveles de hormonas, altera el metabolismo y mejora el sistema inmunitario. El aumento de la actividad física se asocia con un menor riesgo de desarrollar cáncer de mama* [4-8-7].

• *Beber dos o más bebidas alcohólicas (que incluyen cerveza, vino y licor) por día aumenta el riesgo de cáncer de mama.*

<u>*Pautas de detección*</u>

La mamografía es la mejor herramienta de la que disponen los médicos para detectar lesiones sospechosas en mujeres, utilizando la agrupación BIRADS (Breast-Imaging-Report and Database System) como escala de lesiones benignas a altamente sospechosas. Como cualquier examen médico, la mamografía implica riesgos, como pruebas invasivas adicionales y ansiedad en el caso de que la prueba muestre erróneamente un posible tumor, (falso positivo).

Se recomienda que las mujeres de 50 a 74 años se sometan a una mamografía cada dos años.

• *La American Cancer Society (ACS, Sociedad Estadounidense del Cáncer) recomienda una mamografía por año a partir de los 40 años* [6].

<u>*Procedimientos endoscópicos*</u>

La microendoscopia de conductos galactóforos fue desarrollada hace algunos años, la cual puede detectar alteraciones de estas estructuras en etapas muy tempranas, ofreciendo además estrategias terapéuticas tempranas, aunque aún se necesita mayor evidencia y experiencia en su aplicación [4].

<u>*Pruebas con procedimientos quirúrgicos*</u>

Biopsia: Este estudio consiste en la extracción de una pequeña cantidad de tejido para su examen con microscopio. Otras pruebas pueden sugerir la presencia de cáncer, pero solo la biopsia permite dar un diagnóstico definitivo. Existen diferentes tipos de biopsias, que se clasifican según la técnica pudiendo ser con aguja fina, escisional o con aguja de corte. [20]

En la década de 1950, las biopsias percutáneas renacieron en Europa con el desarrollo de agujas de pequeño calibre para aspiración, las cuales podían obtener un excelente espécimen citológico con mínimos riesgos. Los avances en la preparación de especímenes desarrollados en Suecia hacia 1960 mejoraron la interpretación patológica.

Posterior, se comenzó a realizar biopsias con agujas de calibre 18 G, 16 G y sobre todo 14 G; esta técnica ha supuesto un auténtico cambio en el diagnóstico de las lesiones mamarias. Desde su introducción a principios de los años 90, su uso se ha generalizado. A diferencia del diagnóstico citológico, la biopsia con Aguja d (BAG) permite un diagnóstico histológico, con el reconocimiento de la arquitectura de la lesión, y con ello realizar un diagnóstico mucho más fiable. La diversidad de instrumentos de BAG es muy amplia, aunque son los sistemas automáticos con agujas de corte (trucut) los más empleados. Desde las grandes series del estudio multicéntrico de Parker, con 6,152 casos, hasta otras más recientes, como la de Brenner se ha demostrado la utilidad de esta técnica. La biopsia ideal ante la sospecha de cáncer es un trucut (cilindro de tejido tomado con una aguja especial de corte), ya que permite definir el tratamiento de la paciente antes de llevarla a cirugía, es posible obtener muestra suficiente para determinar receptores hormonales y marcadores tumorales (c-erbB2), que además de ser predictores pronósticos, favorece a las pacientes que reciben quimioterapia previa a la cirugía conocer su estatus hormonal, permite seleccionar un protocolo de tratamiento que admita el uso de nuevos fármacos y su uso depende de estos resultados[29].

El procedimiento es ambulatorio, requiere sólo de anestesia local y desinfección cutánea, es muy bien tolerado por los pacientes y presenta bajo porcentaje de complicaciones, siendo las más frecuentes el hematoma y la infección, en frecuencias de hasta 1/1000.

No hay contraindicaciones absolutas para su aplicación, siendo las limitantes principales las alteraciones severas de la coagulación y los desórdenes psiquiátricos graves. Está indicado principalmente en lesiones visibles en ultrasonido y/o palpables categorizadas como BIRADS (Breast-Imaging-

Report and Database System) 4 y 5, sospechosas o altamente sospechosas de ser malignas. Ejemplos de las primeras son las masas o nódulos de forma irregular, borde mal definido, que proyectan sombra acústica o presentan márgenes angulados, microlobulados, espiculados, halo hiperecogénico, microcalcificaciones o aumento de tamaño entre controles. También puede realizarse excepcionalmente en hallazgos caracterizados como probablemente benignos, BIRADS 3 si por ejemplo, se trata de una paciente con alto riesgo de cáncer mamario, si existe otra lesión maligna mamaria concomitante o si hay imposibilidad de seguimiento con ultrasonido [30].

En general la tasa de complicaciones es muy baja y los pacientes pueden integrarse a sus actividades en un plazo máximo de 24 horas, la biopsia con aguja de corte es sin duda alguna un procedimiento útil y seguro que brinda un diagnóstico preoperatorio preciso de las lesiones tumorales.

Ventajas

- *Procedimiento ambulatorio de mínima invasión que utiliza anestesia local.*
- *Facilita la intervención de la paciente en la toma de decisión en cuanto al tipo de cirugía.*
- *Técnica de bajo costo.*
- *Rápida, duración aproximadamente de 20 min.*
- *No deja cicatriz o cicatriz mínima.*
- *Alta sensibilidad y especificidad.*
- *Buena tolerancia.*
- *Permite personalizar estrategias de tratamiento.*
- *Evita la biopsia transoperatoria disminuyendo tiempo quirúrgico y anestésico.*

Desventajas

Se requiere experiencia del operador [24-29].

En cuanto a costo-beneficio, este procedimiento ha asumido un papel importante debido a su bajo costo, seguridad y a su efectividad diagnóstica.

El conocimiento de que una lesión es maligna antes de la cirugía hace que sean más agresivos en la escisión, reduce así, drásticamente el número de márgenes afectados en los especímenes quirúrgicos, facilita por todo ello la elección de la estrategia terapéutica más adecuada y la cirugía definitiva en un solo tiempo quirúrgico [22].

Biopsia del ganglio linfático centinela

El procedimiento de biopsia del ganglio linfático centinela permite la extirpación de uno o algunos ganglios linfáticos, reservando un procedimiento más grande de vaciamiento de los ganglios linfáticos axilares para pacientes cuyos ganglios linfáticos centinela presentan cáncer.

Las investigaciones recientes han demostrado que es no es necesario realizar el vaciamiento de los ganglios linfáticos axilares cuando los ganglios linfáticos centinela están libres de cáncer Esto ayuda a reducir el riesgo de complicaciones y no disminuye la sobrevida [31].

Análisis del tejido

Características del tumor. El examen microscópico del tumor determina su tipo (invasivo o in situ, ductal o lobular), su grado (la diferencia que presentan las células cancerosas de las células sanas) y si el cáncer se ha diseminado a los ganglios linfáticos. También se examinan los márgenes (bordes) del tumor y se mide la distancia con respecto al tumor.

Pruebas para receptor de estrógeno y receptor de progesterona. Las células del cáncer de mama que tienen estos receptores dependen de las hormonas estrógeno o progesterona para su proliferación. La presencia de estos receptores ayuda a determinar tanto el pronóstico del paciente como la posibilidad de que funcione un tipo de tratamiento denominado terapia hormonal.

Pruebas de HER2. En alrededor del 20% al 25% de los casos de cáncer de mama invasivo, existe elevada concentracion de una proteína llamada receptor dos del factor de crecimiento epidérmico humano.

Este cáncer se denomina cáncer positivo para HER2, su determinación ayuda a conocer la sensibilidad a drogas como el trastuzumab (Herceptin) o el lapatinib (Tykerb). [4-27-28].

Si el tumor no contiene ER, PR ni HER2, se dice que el tumor es triple negativo. Los cánceres de mama triple negativo constituyen aproximadamente el 15% de todos los tipos de cáncer y son más frecuentes en las mujeres con mutaciones en el BRCA1 o BRCA2. Este subtipo de cáncer de mama en general crece y se disemina más rápido. El cáncer de mama triple negativo parece ser más común entre las mujeres negras y las más jóvenes.

Medidores de proliferación: aunque no se usan en forma rutinaria se utilizan: el índice mitótico, índice de timidina, fracción S y antígenos proliferante, determinación de antioncogenes como P 53 mutado, factores de crecimiento como el c-erb B2 y medición de catepsina D. [27].

Cirugía

En los últimos años hemos sido testigos de un desarrollo importante en el manejo quirúrgico de la patología mamaria, el nacimiento de nuevas técnicas para la resección tumoral, cirugía reconstructiva, manejo de las adenopatías y cirugía oncoplastica. El tratamiento moderno tiene sus orígenes a mediados del siglo xix donde el patólogo Rudolf Virchow estudio la histopatología del cáncer mediante la realización de cuidadosas disecciones postmortem y postulo que el origen se encontraba en las células epiteliales y se diseminaba por los planos faciales y canales linfáticos.

Esta teoría tuvo profunda influencia en el cirujano americano William Halsted quien viajo a Europa para estudiar junto a los discípulos de Virchow para luego describir la mastectomía radical en la facultad del hospital Johns Hopkins. Esta intervención albergaba la mama, los músculos pectorales y el contenido de la axila en bloque, era muy efectiva el control local y se popularizo en su época.

En 1948 Patey del hospital Middlexes de Londres publico una modificación a la mastectomía de Halsted donde el músculo pectoral lo conservaba siendo menos mutilante y obteniéndose buenos resultados el cual fue adoptado en EUA y se emplea actualmente [32-33].

La mama es uno de los órganos de la mujer cuyo tratamiento quirúrgico tiene serias repercusiones físicas, emocionales, sexuales y en la calidad de vida que, en algunos casos, son más graves que la misma enfermedad maligna.

Hasta hace poco tiempo, el único tratamiento disponible era la mastectomía y existen en la literatura descritas múltiples opciones reconstructivas. Las consideraciones estéticas no eran elementos importantes en la toma de decisiones terapéuticas; además, la enfermedad se consideraba como mortal y cualquier esfuerzo adicional a la resección del tumor se hacía innecesario. Con la demostración científica de que oncológicamente la cirugía conservadora es tan segura como la mastectomía en términos de supervivencia, recurrencias y metástasis, se dio un paso fundamental y, de alguna manera, la conservación de la mama evita muchos de los aspectos emocionales que empeoran la difícil situación de la mujer con diagnóstico de cáncer [34-35].

El tratamiento quirúrgico persiste como un tratamiento imprescindible (y en ocasiones el único) para la práctica totalidad de pacientes con cáncer de mama. Su permanencia no indica que no hayan sucedido cambios importantes en la cirugía, ya que en los últimos años se han introducido nuevas opciones quirúrgicas que amplían el reducido repertorio previo de cirugía mamaria. Algunos cambios son la consecuencia del progreso en el diagnóstico y en los tratamientos no quirúrgicos y explican el auge de la cirugía conservadora sobre la mastectomía. Otros cambios son debidos a la implantación de nuevas técnicas como la cirugía oncoplastica de mama o la biopsia de ganglio centinela [36].

Es obligación del cirujano que trata a una mujer con CM dominar las opciones quirúrgicas disponibles para poder escoger la más conveniente para ella. La tendencia general en la cirugía oncológica hacía una cirugía conservadora respecto a una cirugía radical se traduce en la cirugía de la mama en tres prioridades de tratamiento: cirugía conservadora de mama, reconstrucción inmediata cuando la mastectomía sea imprescindible y biopsia de ganglio centinela si no existe afectación axilar demostrada. Desafortunadamente la situación clínica puede obligar al tratamiento opuesto que consistente en la mastectomía radical con vaciamiento axilar sin reconstrucción inmediata; pero en la actualidad es mayor el número de pacientes que se tratan adecuadamente con una cirugía conservadora [36-37].

Indicaciones de cirugía conservadora

El tratamiento conservador debe considerarse como el tratamiento de elección del cáncer de mama. Está indicado en todas las pacientes que tienen un único tumor de menor de 5cm que puede ser extirpado con márgenes de resección libres de tumor, mamas suficientes para su preservación y aquellas variedades no infiltrante en estadio I y II. Es necesario que la paciente pueda recibir quimio y radioterapia externa posterior y lógicamente que desee conservar la mama. Si no se cumplen todas estas condiciones la cirugía mamaria que se debe ofrecer a la paciente es la mastectomía.

En ausencia de estas premisas no debe realizarse tratamiento conservador de la mama, por lo tanto, las contraindicaciones para la realización del tratamiento conservador son:

- *Imposibilidad de asegurar un MARGEN de tejido sano peri tumoral de al menos 10 mm.*
- *Lesiones o calcificaciones patológicas en más de un cuadrante.*
- *Contraindicaciones para la RT*
- *Voluntad de la paciente [37-38-39].*

Otras opciones de tratamiento:

Radioterapia

La radioterapia es el uso de rayos X u otras partículas con alta potencia para matar las células cancerosas. El tipo más común de tratamiento de radiación se denomina radioterapia de haz externo, que se aplica desde una máquina externa al cuerpo.

Después de una tumorectomía, se aplica radioterapia adyuvante con regularidad durante un número determinado de semanas a fin de eliminar las células cancerosas que permanecen cerca del sitio del tumor o en cualquier otra parte de la mama. Esto ayuda a disminuir el riesgo de recurrencia en la mama [37].

La radioterapia adyuvante también se recomienda para algunas mujeres después de la mastectomía según el tamaño del tumor, el número de ganglios linfáticos afectados.

Quimioterapia

La quimioterapia destruye las células cancerosas, generalmente al inhibir su capacidad para proliferar y dividirse. Puede administrarse por vía intravenosa o por vía oral, y generalmente se administra en ciclos. La quimioterapia puede administrarse antes de la cirugía para reducir el tamaño de un tumor (Neoadyuvante), o después de la cirugía para reducir el riesgo de recurrencia (Coadyuvante). La quimioterapia también se administra con frecuencia en el momento de la recurrencia del cáncer de mama [22].

Pronóstico

El pronóstico deberá tener en cuenta las características clínicas del tumor primario, la terapéutica previa recibida, el volumen tumoral, la toma de ganglios, el estado de los receptores hormonales, así como el tiempo de supervivencia libre de recurrencias, además de los factores pronósticos propios de la paciente (edad, estado menstrual, y el estado general).

Recurrencias

Ocurren en los primeros 5 años. La recurrencia nodular puede ser removida quirúrgicamente; la recurrencia de tipo inflamatorio y diseminación linfática con frecuencia requiere tratamiento sistémico semejante al estadío IV. Se aplica también radioterapia.

<u>Seguimiento</u>

Historia clínica y examen físico cuidadoso cada 3 a 6 meses por los primeros 3 años, cada 6 a 12 meses por los siguientes 2 años y luego anualmente.

La paciente se debe practicar autoexamen del seno mensualmente

En toda mujer con diagnóstico de cáncer de seno se practica la mamografía anualmente.

En mujeres tratadas con cirugía conservadora del seno se practica la primera mamografía a los 6 meses luego de terminar la radioterapia y después anualmente.

No se recomienda el uso rutinario de cuadro hepático, química sanguínea, radiografía de tórax, gammagrafía ósea, ecografía hepática, tomografía axial computarizada, marcadores tumorales como CA 15-3, CA 27-29 o ACE, examen pélvico [22-29-30].

Justificación

El cáncer de mama constituye el tumor más frecuente en la mujer y cada año mueren alrededor de 373 000 mujeres, lo que representa el 14 % de todas las muertes por cáncer en el sexo femenino. [8-9]

En occidente 1 de cada 10 mujeres desarrollará un cáncer de mama a lo largo de su vida, lo que lo convierte en el principal causante de muerte entre las neoplasias que afectan a las mujeres occidentales.

En Cuba es la afección que ocupa el primer eslabón dentro de las causas de incidencia y mortalidad entre las neoplasias malignas del sexo femenino; planteándonos que una de cada 14 a 16 mujeres podrá presentar cáncer de mama en algún momento de su vida y es más frecuenteentre los 45 y 65 años de edad, siendo la primera causa de muerte en el grupo de edades de 15 a 49 años, con una mortalidad en ascenso de 1445 en 2013 a 1536 muertes por esta causa en 2014 para una tasa respectiva de 25.8 a 27.5 por 100 000 habitantes, ocupando esta enfermedad la tercera causa dentro de los tumores malignos. [12-13-15]

En nuestra consulta en el Hospital Joaquín Albarrán, el mayor porcentaje de los casos que son recibidos presentan alguna alteración mamaria, llamando la atención que la mayoría de estas resultan ser diagnosticada con esta enfermedad en alguno de sus múltiples estadios. Como parte del proceso diagnóstico, se realizan según necesidad estudios como BAG, siendo este último especialmente útil no solo para obtener un diagnostico especifico, sino también permitiendo elaborar una conducta quirúrgica temprana, individual y diferenciada, disminuyendo el tiempo quirúrgico y anestésico al permitir saltar el paso de la biopsia por congelación, y así la posibilidad de complicaciones que derivan de una cirugía prolongada.

Por tal motivo nos vemos motivados a realizar el presente estudio que se presenta oportuno ya que no hay antecedentes en nuestro centro de proyectos similares, la necesidad de mejorar la calidad de nuestro trabajo al brindar una atención más segura, y la factibilidad al contar con los medios necesarios para ser llevado a cabo.

Objetivos

General.

Caracterizar el estudio por biopsia con aguja de corte pre tratamiento quirúrgico de cáncer de mama en el Hospital Clínico Quirúrgico "Joaquín Albarrán" en el periodo de 2014 a 2018.

Específicos.

1. *Señalar la población diagnosticada con cáncer de mama.*

2. *Precisar el tipo histológico de tumor más frecuente, según resultado de la biopsia con aguja de corte.*

3. *Identificar las principales complicaciones del proceder.*

4. *Determinar las técnicas quirúrgicas utilizadas.*

Diseño metodológico

Se realizó un estudio longitudinal, prospectivo y descriptivo de 73 mujeres (universo/muestra) con diagnóstico de Cáncer de mama con biopsia con aguja de corte realizada en consulta del servicio de cirugía en el HCQJA previo al tratamiento quirúrgico durante el periodo comprendido de enero 2014 a diciembre de 2018 que cumplieron con los siguientes criterios:

Criterios de inclusión:

Mujeres mayores de 19 años con diagnóstico de Cáncer de mama que brindaron su consentimiento para realizarles biopsia con aguja de corte en consulta del servicio de cirugía pre tratamiento quirúrgico. (Ver Anexo 1)

Criterios de exclusión:

- Abandono de la paciente del seguimiento durante seis meses como mínimo.
- Condiciones psíquicas que no le permitan cooperar en la realización de la biopsia con aguja de corte.
- Alergia medicamentosa al anestésico local como lidocaína 2%.

Operacionalización de las variables:

Variables	Clasificación	Escala	Descripción
Edad	Cuantitativa Continua	<39 años 40-59 años 60-79 años 80 y más años	Según años de vida cumplidos
Color de la piel	Cualitativo Politómico Nominal	Blanca Mestiza Negra	Según refiera la paciente
Factores de riesgo		. Antecedentes personales o	Según refiera la

de padecer cáncer de mama	Cualitativo Politómico Nominal	familiares de cáncer de mama, ovario o endometrio. . 1ra menstruación: antes de los 12 años. . Menopausia: después de los 50 años. . Anticonceptivos Orales . Obesidad. . Tabaquismo . Ingesta de alcohol . Nuliparidad y no lactancia	paciente
Complicaciones de la biopsia con aguja de corte	Cualitativo Politómico Nominal	. Dolor . Sangrado . Hematoma . Sepsis	Síntomas y signos presentes
Tipo de histológico	Cualitativa nominal politómica	Carcinoma ductal infiltrante C. lobulillar infiltrante C. ductolobulillar infiltrante C. in Situ C. mucinoso C. medular C. Papilar C. Tubular	Según informe de anatomía patológica
Estadio	Cualitativo ordinal	**Estadio 0** Tis N0 M0 **Estadio I** T1a N0 M0 **Estadio IIA** T0 N1 M0 T1a N1 M0 T2 N0 M0 **Estadio IIB** T2 N1 M0 T3 N0 M0 **Estadio IIIA** T0 N2 M0 T1a N2 M0	Según clasificación TNM por American Joint Committee on Cancer: AJCC

		T2 N2 M0	Cancer
		T3 N1 M0	Staging
		T3 N2 M0	Manual, 6th
		Estadio IIIB T4 N0 M0	
		T4 N1 M0	
		T4 N2 M0	
		Estadio IIIC	
		Cualquier T N3 M0	
		Estadio IV Cualquier T Cualquier N M1	
Mama afectada	Cualitativa nominal politómica	Mama derecha Mama izquierda Ambas	Según Localización por mama
Localización	Cualitativa nominal politómica	Cuadrante superior externo Cuadrante superior interno Cuadrante inferior externo Cuadrante inferior interno Región retroareolar	Según Localización por cuadrantes
Tipo de cirugía	Cualitativa nominal dicotómica	Mastectomía Conservadora Mastectomía Total	Según Extensión de la resección
Técnica quirúrgica	Cualitativo Nominal Politómico	Cuadrantectomía Mastectomía Sanitaria Técnica de Madden Técnica Auchincloss Técnica de Patey Técnica de Halsted	Según Técnica utilizada
Oncoterapia	Cualitativo Nominal Politómico	Quimioterapia Neoayugante Quimioterapia Coayugante Hormonoterapia Radioterapia	Según variante utilizada

Recolección de la información

Las técnicas de recolección de datos que se utilizaron en la investigación fueron: la observación, la revisión bibliográfica, la documental y el cuestionario.

La observación permitió la obtención de la información lo más próximo al medio donde se desarrolla el fenómeno, registrando todos los elementos relacionados al estudio para su posterior análisis.

La técnica documental se utilizó para el análisis del marco teórico y la revisión bibliográfica en el análisis de las referencias internacionales sobre el tema en los últimos cinco años para conocer los antecedentes de la temática investigada y en la elaboración del marco teórico conceptual, lo cual ayuda para descubrir relaciones y características generales del mismo.

El cuestionario estuvo estructurado con preguntas sencillas, cerradas, a través del mismo quedó registrado todo lo relacionado a cada paciente, estuvo organizado para ser completado por el investigador. Todo el cuestionario está diseñado para que permita obtener de forma organizada y secuencial la información de cada paciente durante la investigación.

La gestión de información se desarrolló a partir de una búsqueda por medio de las palabras clave: biopsia con aguja de corte, tru-cut, cáncer de mama, factores de riesgo cáncer de mama, comportamiento cáncer de mama, aplicando el operador lógico "OR" para restringir la búsqueda a las féminas, adicionando los años 2014 – 2018. Se emplean base de datos biomédica, Scielo, PubMed, Lilacs y Cumed. El acotamiento bibliográfico se realizó manualmente siguiendo las normas de Vancouver con actualización bibliográfica con más de 50% en los últimos cinco años.

Fuentes

Se obtuvieron los datos de las siguientes fuentes:

- *Cuestionario*
- *Historia clínica individual*
- *Boleta de información de anatomía patológica*

Instrumento de recogida

El cuestionario estuvo estructurado, contó con 22 ítems, muy sencillos y fáciles de responder, la primera parte relacionado con los datos generales donde se recogió información del siguiente modo: iniciales del nombre completo con el número de historia clínica, continúan los datos demográficos como edad, color de la piel, factores de riesgo de contraer esta enfermedad (antecedentes patológicos personales (APP), antecedentes patológicos familiares (APF) de cáncer de mama, 1ra menstruación antes de los 12 años, menopausia después de los 50 años, nuliparidad o 1er hijo después de los 30 años, uso de anticonceptivos orales, no lactancia materna, obesidad, hábitos tóxicos (fumar, ingesta de alcohol). Luego las características del tumor tales como: tamaño, localización en la mama, histología según resultados del Tru-cut, complicaciones reportadas, etapa clínica del cáncer, tipo de técnica quirúrgica realizada y si recibió oncoterapia. (Ver anexo 2)

Proceso de recogida de la información:

Los datos fueron recogidos por el doctor principal de la investigación y su tutor directamente, fue el encargado junto a la enfermera de la entrega del consentimiento informado y la recogida de la información a través del cuestionario del estudio.

El consentimiento informado se le entregó a cada una de los mujeres candidatas del estudio, se les explicó en que consiste el mismo, los objetivos, el proceder, se hizo hincapié en que se trata de un estudio invasivo pero sin peligro para su vida, siendo evaluado sobre elementos de su enfermedad, además este documento contó con la duración del estudio, su importancia, los beneficios y perjuicios potenciales, sobre todo el derecho que tiene de retirarse del mismo en el momento que así lo estime conveniente sin ninguna reprimenda a su persona ni familiares.

Una vez firmado el consentimiento informado por las pacientes se pasó a llenar a todas las participantes los aspectos generales del cuestionario y se programaron para la realización de la biopsia con aguja de corte.

Técnica biopsia con aguja de corte:

En la cual se colocaron las pacientes en decúbito supino, se realizó antisepsia con alcohol yodado al 3%, infiltrando a continuación anestésico local (Lidocaína al 2%) en el área elegida para la biopsia siempre entre los 3-4 cm peri- tumorales, realizando una pequeña incisión de 2-3mm con bisturí No. 11 para permitir el paso de la aguja de corte 14G hasta las márgenes del tumor, realizándose entonces la toma de entre 3-5 muestras por la aguja conectada a un instrumento con resorte automático, preservándose en frasco con Formol al 10%, el cual fue rotulado y enviado con la solicitud al departamento de anatomía patológica para su análisis.

Luego de obtener el resultado de la biopsia del departamento de anatomía patológica y los elementos en la historia clínica, todas las pacientes fueron evaluadas en la consulta central de mama del centro, donde se decidió por un grupo multidisciplinario la conducta quirúrgica a seguir de acuerdo a la etapa del cáncer.

Técnica quirúrgica.

La cirugía conservadora de la mama extirpa la neoplasia maligna con un reborde de parénquima mamario macroscópicamente normal a partir de los 2-3 mm (tumorectomía). Un procedimiento local más extenso, la cuadrantectomía, extirpa 2-3 cm de mama adyacente y piel por encima del tumor. La pieza extirpada en la intervención se orienta y sus extremos se marcan con tinta antes del corte. El defecto quirúrgico creado se cierra por sutura intradérmica. La disección axilar suele realizarse a través de una incisión distinta en la mayoría de las pacientes sometidas al tratamiento conservador de la mama, o por prolongación de la inicial (descrita a continuación de la mastectomía).

La mastectomía simple extirpa la glándula mamaria, incluidos el pezón y la aréola. La mastectomía radical modificada va más allá vaciando por completo los ganglios linfáticos axilares, limitándose ambas en cuanto a la diseccion, por encima borde clavicular, internamente borde esternal, por debajo aponeurosis de los rectos y externamente por al musculo dorsal ancho.

Se elevan los colgajos de piel para separar el tejido mamario del músculo pectoral subyacente y se extirpa la fascia pectoral junto a la pieza mamaria.

En una mastectomía radical modificada, se disecan los ganglios linfáticos axilares de los niveles I y II junto al tejido mamario axilar. Los ganglios del nivel I son los inferiores a la vena axilar y laterales al músculo pectoral menor, y los ganglios del nivel II son los posteriores al pectoral menor. También se pueden extirpar el nivel III (ente el borde interno del pectoral menor y el tórax, técnica de Auchincloss) para mejor estadiamiento. Actualmente no se realizan resecciones totales de los pectorales (pectoral menor, Técnica Patey) o (ambos pectorales Técnica de Halsted), prefiriéndose en su lugar resección local de la infiltración muscular, a no ser por gran avance del tumor con amplia invasión que necesite oncológicamente una resección mayor.

Procesamiento y análisis de la información

Los datos obtenidos fueron procesados y analizados en una Pc Pentium 4, a través de la hoja de cálculo Excel Microsoft office de Windows 8.1. Se desarrolló una base de datos en el sistema SPSS v. 23 para vaciar cada dato correspondiente al estudio para realizar los cálculos y análisis posteriores.

Análisis estadístico:

Para las variables cualitativas se utilizaron frecuencias absolutas y relativas; como medida de tendencia central para las variables cuantitativas se utilizó la media aritmética asumiendo que los datos se distribuyen de forma normal y la desviación estándar como medida de dispersión.

Se diseñaron tablas y gráficos para el mejor análisis e interpretación de los resultados obtenidos.

Consideraciones éticas del estudio:

En el desarrollo del trabajo de investigación se tomaron en consideración los principios de la bioética, los principios de la deontología guiaron la actuación del investigador entre los que se tomaron en deferencia el valor fundamental de la vida, libertad, totalidad. Se cumplieron con los principios éticos de autonomía, beneficencia, no maleficencia, justicia y respeto.

Para la investigación y la recogida de la información se solicitó la autorización de la Dirección del Hospital, a través del Consejo Científico y la Comisión de Ética Médica. Se aseguró la no existencia de conflicto de interés para el estudio. Según la declaración de Helsinki, se tuvo como premisa en el consentimiento de forma explícito el derecho a no participar en la investigación, así como abandonar el estudio cuando lo estime conveniente.

La información se mantuvo con la más absoluta fidelidad tratada de forma confidencial y con fines puramente científicos para el centro.

Resultados

El 100% de los pacientes estudiados fueron mujeres, fácilmente explicable debido a que el cáncer de mama es una neoplasia casi exclusiva de estas y a los hombres se les atribuye un porcentaje muy pequeño.

Tabla 1:

Biopsia con aguja de corte: estudio pre quirúrgico de cáncer de mama en el Hospital clínico quirúrgico docente "Joaquín Albarrán" en el período 2014-2018 según edad.

Edad	No	%
<39	2	2.6
40-59	27	**35.5**
60-79	42	**55.2**
80 y más	5	6.5
total	76	100

- No hubo pacientes menores de 30 años y solo se encontraron dos pacientes menores de 39 años, siempre por encima de los treinta años.

- La edad más frecuente de presentación del cáncer de mama en este estudio fue entre los 60-79 años, seguida de los 40-59 años.

- El 55.2% de las pacientes eran mayores de 60 años (42 pacientes), siendo las edades extremas de 30 años y 89 años.

- La edad promedio de nuestras pacientes fue de 62,5 años; las otras medidas de tendencia central son consistentes pues la mediana que es resistente a valores extremos es de 63 años sin embargo la edad más repetida es 56 años (moda).

Tabla 2: Distribución de acuerdo al color de la piel.

Color de la Piel	No	%
Blanca	36	47.3
Negra	19	25
Mestiza	21	27.6
total	76	100

La mayor incidencia de casos según color de piel fueron las pacientes de piel blanca 47.3% (36 pacientes) en aproximadamente la mitad de los casos, seguidas de las pacientes mestizas 27.6% (21 pacientes).

Tabla 3: Factores de Riesgo.

Factores de Riesgo	No	%
APP	11	14,4
APF	28	36,8
Menarquia precoz	19	26,8
Menopausia tardía	25	35,2
Uso de anticonceptivos	16	22,5
Nuliparidad	5	7,0
Obesidad	32	45,1
Tabaquismo	52	73,2
Ingesta de alcohol	0	0

Los factores de riesgo para padecer cáncer de mama más frecuente en esta serie fueron: el tabaquismo (73,2%), la obesidad (45,1%), y los antecedentes patológicos familiares (35,8%). Representativamente son los denominados factores de riesgo menores, que por demás son modificables (tabaquismo y obesidad) los que estuvieron presentes en el 40,7% de los casos, o sea en 31 pacientes, seguido de los APF, teniendo este al estar agrupado entre los factores de riesgo mayores, conjuntamente a la edad, mayor peso, sobre todo por no poderse modificar.

No se encontró en el estudio pacientes que reportaran ingestión de alcohol más allá de las ocasionales en eventos señalados.

Tabla 4: Distribución de las principales complicaciones.

Complicaciones	No	%
Dolor	38	50
Sangrado	2	2.6
Hematoma	9	11.8
Sepsis	0	-

Según resultados obtenidos la mitad de los pacientes (50%) reportaron grados variables de dolor tolerables, en su mayoría reportados como molestias, que no excedieron más allá de las 24 horas, el sangrado fue mínimo (2.6%), y estuvo en correspondencia con el tamaño del tumor, realizándose en solo dos casos vendaje compresivo, solo hubo 9 casos que reportaron la presencia de hematomas y no hubo complicaciones infecciosas.

Tabla 5:

Tipo histológico de tumor más frecuente, según resultado del Tru-cut.

Variante histológica	Número de casos	%
Carcinoma ductal infiltrante	50	65,7
Carcinoma lobulillar infiltrante	9	11,8
Carcinoma ducto-lobulillar infiltrante	12	15,7
Carcinoma ductal	4	5,2
Enfermedad de Paget	1	1,3
Total	76	100

El estudio histológico confirmó la presencia de malignidad, siendo el Carcinoma ductal infiltrante el predomínate con 50 pacientes para un 65,7%, seguido de los carcinomas ducto-lobulillar y lobulillar, ambos de la variedad infiltrante con un total de 12 y 9 pacientes respectivamente. Se encontró un caso con enfermedad de Paget.

Tabla 6: Relación Estadio según TNM.

Estadio	N⁰	%
Estadio 0 (in situ)	0	0
Estadio I	4	5.2
Estadio IIa	9	11.8
Estadio IIb	10	13.1
Estadio IIIa	**35**	**46.05**
Estadio IIIb	**15**	**19.7**
Estadio IIIc	0	0
Estadio IV	3	3.9
Total	76	100

Se observó que la mayoría de las pacientes presentaban cánceres de mama regional local y regional avanzado (estadios IIIA o IIIB), siendo el estadio IIIA más común 46.05%, con un total de 35 casos. Llamando la atención lo tardío del diagnóstico en su gran mayoría por la negativa de las pacientes de buscar asesoramiento medico una vez hecho el descubrimiento. En este grupo la gran mayoría 28 pacientes (36,8%) presentaban concretamente T2-N2-M0, como subgrupo dentro del propio estadio.

Tabla 7: Distribución por mama y cuadrantes.

Cuadrantes	Mama Derecha.	%	Mama Izquierda.	%
CSE	**39**	**51.3**	**11**	**14.4**
CSI	12	15.7	7	9.2
CIE	3	3.9	3	3.9
CII	0	0	1	1.3

La mama más afectada fue la derecha con 54 casos y el cuadrante el supero externo aun en las dos mamas con 39 y 11 casos, para las mamas derecha e izquierda respectivamente. Excepto el cuadrante inferior interno de la mama derecha, todos los demás se vieron afectados en grados variables

Tabla 8: Tipo de cirugía según mastectomía.

Mastectomía	N^0	%
Mastectomía Conservadora	13	17
Mastectomía Total	63	83
Total	76	100

Tabla 9: Técnica quirúrgica utilizada.

Técnica quirúrgica	N^0	%
Cuadrantectomía	13	17,1
Mastectomía Sanitaria	3	3,9
Técnica de Halsted	4	5,2
Técnica de Madden	56	73,6

La mayoría de las pacientes fueron sometidas a mastectomía total (63 casos) para un 83%, siendo la técnica quirúrgica más utilizada la de Madden

73,6% y solo se utilizó en 4 pacientes la técnica de Halsted, mayormente modificada debido a infiltración tumoral de los pectorales mayor y menor debiendo ser resecados casi en su totalidad.

Tabla 10: Tratamiento oncológico recibido.

Oncoterapia	No	%
Quimioterapia Neoayugante	9	11.8
Quimioterapia Coayugante	**65**	**85,5**
Hormonoterapia	**57**	**75**
Radioterapia	36	47,3

Se complementó el tratamiento quirúrgico de forma oncológica utilizándose mayormente quimioterapia coadyugante y hormonoterapia (Tamoxifeno) a la gran mayoría de los casos 85,5 y 75% de los casos respectivamente.

Discusión:

El cáncer de mama es una enfermedad con gran impacto mundial, dado que es una de las entidades con más alta prevalencia en mujeres mayores de 50 años de edad.

Se conoce que el cáncer de mama afecta con mayor frecuencia a mujeres por encima de 40 años. La incidencia de esta enfermedad aumenta con la edad, es infrecuente antes de los 25 años, una de cada 232 mujeres padece de la enfermedad en el cuarto decenio de la vida y una de cada 29 en el séptimo decenio. En la tabla 1 se muestra que la incidencia fue mayor entre los 60-79 años.

Se plantea en la literatura que esta entidad aumenta en frecuencia a medida que aumenta la edad, autores españoles plantean que un 45 % se ve en mujeres de más de 65 años (cáncer mama) coincidiendo con este estudio, y la Universidad Autónoma de Barcelona muestra una edad media de aparición de 61 años, coincidiendo con autores colombianos que dicen que 75% de los casos se dan en mayores de 55 años [11-24-25].

La Sociedad Americana de Oncología en sus estudios refiere que, en la mayoría de los casos, la enfermedad se desarrolla en mujeres de más de 50 años [20] ; estudios en Madrid plantean que la mayor incidencia es en la edad comprendida entre los 36 y los 60 años y el estudio de Wilson Benia en Uruguay plantea que el 30.3 % afecta a mujeres de 30 a 39 [10]. La literatura mundial se unifica al plantear que la edad más frecuente de aparición del cáncer mamario es entre los 50 y 65 años al igual que nuestro estudio, siendo una ínfima parte la que plantea la aparición en edades más tempranas.

En Cuba estudios realizados en la provincia de La Habana plantean que la aparición del cáncer de mama es más frecuente entre los 50 y 65 años de edad [33-34-35-36], sin embargo, estudios en la provincia de Camagüey reflejan que la mayor incidencia de la enfermedad es en el grupo comprendido entre

40 y 49 años para un 46.6 %, no coincidiendo con la serie estudiada. Planteando además la no incidencia en mujeres menores de 30 años, dato correspondiente a nuestro estudio en donde no se encontraron casos menores de la edad antes señalada [37-38].

En el año 2016 se observó un aumento en la incidencia a partir de 25-29 años, escalando notablemente sobre los 40 años mostrando tasas de 78 por cada 100 000 habitantes, en correspondencia a lo encontrado en esta investigación [14].

El hecho de que en Cuba el grupo de edades más frecuente sea por encima de los 55 años (tasas superiores a los 128.3 cada 100 000 habitantes), es un reflejo de la esperanza de vida tan alta y el envejecimiento poblacional cubano, en la cual está inmersa, así como de los programas de pesquisaje y control implementados por nuestro sistema de salud [14].

Al relacionar el color de la piel con el cáncer de mama, prevaleció la raza blanca, lo cual no coincide con los realizados en la universidad del norte de carolina en Chapel Hill donde la tasa de muertes por cáncer de mama entre las pacientes de color negro es de 36,4 por cada 100 000 mujeres, frente a los 28,3 fallecimientos por cada 100 000 mujeres blancas.

Según estudios de Gladis Mucha de Perú el color de la piel mestiza es la más afectada, lo cual no coincidiendo con esta muestra para un 97.4%. Así el cáncer de mama es más frecuente en mujeres de color negra con menos de 50 años en correspondencia con la blanca y la mortalidad es 1,41 veces mayor [20].

Según La Sociedad Americana de Oncología las mujeres blancas tienen más posibilidades de desarrollar cáncer de mama, aunque las mujeres negras son más propensas a morir a causa de la enfermedad. Aún no están claros los motivos para las diferencias en la supervivencia y probablemente se vinculen con factores socioeconómicos y biológicos [22].

Las tasas más altas de cáncer de mama basaloide, el tipo más agresivo de la enfermedad en las mujeres negras suman otra explicación a porque estas mujeres corren mayor riesgo que las de raza blanca de morir por cáncer de mama, pese a tener menores probabilidades generales de desarrollar la dolencia [39], si coincidiendo en que es más frecuente en la raza blanca. Un estudio mostró el año pasado que las pacientes negras con cáncer de mama no viven tanto como las blancas que tienen la enfermedad porque poseen tasas mayores de diabetes mellitus, hipertensión arterial y otras dolencias comunes [38].

Al igual que con otros tipos de cáncer, los estudios continúan mostrando que diversos factores del estilo de vida pueden contribuir al desarrollo del cáncer de mama.

Estudios en Colombia en la Universidad Javeriana de Bogotá calcularon la carga de mortalidad por cáncer de mama asociada a la inactividad física y se concluyó que 5% de esta enfermedad podría evitarse si la inactividad física se redujera en un 30%; éste y varios estudios indican que la actividad física tiene un efecto de beneficio "convincente" para el cáncer de mama, además ellos exponen que el tabaquismo no es un factor contundente de riesgo [23-24-25], no coincidiendo así con esta serie donde el tabaquismo fue el factor de riesgo más encontrado 73,2% de las pacientes estudiadas. Sin embargo, si coincidimos con respecto a la obesidad pues trabajos realizados por la Dra. Magali Luna, de Cuba, plantea que el sobrepeso se asocia con un riesgo más alto de cáncer de seno, especialmente para las mujeres después de la menopausia y si el aumento de peso ha ocurrido en la edad adulta. No obstante, la conexión entre el peso y el riesgo de cáncer de mama es compleja y los estudios de la relación de la grasa en la dieta con el riesgo de cáncer del seno en muchas ocasiones han tenido resultados contradictorios [5].

Estudios Nacionales e Internacionales encontraron esta relación sustancial entre la obesidad y el cáncer de mama, el incremento de peso y el cáncer de mama en mujeres posmenopáusicas, en las cuales el riesgo se incrementa en 5% con cada cinco kilos de peso ganado. La reducción de peso disminuye los niveles de estrógeno y así el accionar de los estrógenos sobre la mama [2-6-8].

La grasa incrementa la síntesis de estrógenos. Los países que siguen dietas bajas en grasas, altas en fibra y adecuada en calorías tienen una tasa de esta enfermedad notablemente inferior. Cuando la grasa es animal, la cosa se complica, al estar en lo más alto en la pirámide alimentaria, los animales tienen una concentración de residuos de pesticidas, fertilizantes y contaminantes químicos mucho mayor que los vegetales. Muchos de estos contaminantes tienen efectos cancerígenos conocidos.

En el organismo del animal estas toxinas normalmente se acumulan en la grasa y dado que el tejido mamario se compone en gran parte de grasa, los pechos tienen una gran tendencia a ser almacén de toxinas, lo que a su vez aumenta el riesgo de dañar el ADN [10].

Lo notable de los resultados de esta tabla es que son factores modificables, es decir si se actúa conscientemente sobre ellos se puede reducir la incidencia del cáncer mamario sobre la población femenina.

El estudio histológico de las enfermedades de la mama comprende el estudio de las de muestras celulares obtenidas mediante biopsia con aguja de corte, que pueden realizarse en lesiones palpables, como en nuestro estudio con una confiabilidad diagnostica superior al 98 %, es el método diagnóstico más costo-efectivo y es el estándar actual, con una sensibilidad > 99% [43-44].

Una nueva investigación, realizada por la Agency for Healthcare Research and Quality (AHRQ) de Estados Unidos, concluye que una biopsia de mama es el procedimiento de seguimiento preferido, halló que la tasa de falso negativos para la biopsia por punción con aguja gruesa era menor del 3% nada más, por lo que tiene un alto valor diagnostico [45], coincidiendo con este estudio, siendo además superior ya que la tasa de falso negativos para la biopsia por punción con aguja gruesa de esta serie fue 0%, además de no tener contraindicaciones absolutas y muy pocas complicaciones siendo las *más frecuente el hematoma y la infección del sitio según Paula Escobar O, coincidiendo con lo encontrado en esta obra respecto al hematoma no así la infección que no se presentó. Por el contrario, el mayor exponente se debió al dolor post proceder que no supero las 24 horas [20].*

La mayoría de los cánceres de mama se originan en el conducto de la glándula mamaria o la glándula productora de leche, el resto procede del propio tejido glandular. Casi el 75% de todos los casos de cáncer de mama comienza en las células que recubren internamente los conductos de la leche y se denomina carcinoma ductal.

Se puede apreciar en el estudio realizado por el Dr. Francisco Serrat con una serie de 749 casos que el carcinoma ductal infiltrante fue la variante histológica de mayor predominio, coincidiendo con lo encontrado en esta serie mediante la utilización de la biopsia con aguja de corte (50 casos para un 65,7 %.

También coincide el trabajo del Dr. Rodolfo Martínez donde su muestra de 103 casos, el carcinoma ductal infiltrante fue el de mayor aparición con 68 casos para un 66 %, otros trabajos como el de la Dra. Inés Casadevall del Hospital Julio trigo revela que 151 pacientes para 83,4 %, fueron carcinoma ductal infiltrante [46-47].

Trabajos presentados en la Universidad de Bogotá muestran correlación con esta investigación pues plantean que el carcinoma ductal infiltrante es el más frecuente [24-25] similar a otros autores extranjeros que muestran hasta un 80 % de incidencia de esta variante histológica [48-49].

Coincide éste estudio también con literatura americana que expresa que entre un 70-80% predominó el carcinoma ductal infiltrante [49].

En Cuba, más del 70 % de las mujeres con cáncer de mama se diagnostican en estadios 0, I y II, según estudios realizados por galenos de nuestro país. El trabajo presentado por el Dr. Rodolfo Martínez plantea que 49 casos se diagnosticaron en estadio II para un 47.5 %, otros como Dr. Humberto Gámez plantean que hasta el 50% de los casos diagnosticados corresponde al estadio II y solo un 20% al III, no coincidiendo con esta muestra, en la cual fue más representativo en IIIa con 35 casos para un 46.05% [46-26]

El potencial de malignidad del cáncer primario de la mama está condicionado a una serie de factores conocidos. El tamaño del tumor (menor de 10 mm), la ausencia de metástasis axilares y otros elementos de buen pronóstico dan un riesgo de muerte entre el 5 y el 10 %; mientras que las pacientes con toma de varios ganglios asociado a un perfil de mal pronóstico tendrán un riesgo de un 70 % de fallecer por su enfermedad. La presente serie mostro un predominio de T2-N2-M0 como subclase predominante del estadio IIIa, evidenciando el grado de invasión de ganglios axilares (4 o más). [46]

Estudios realizados por el Dr. Francisco Serrat muestran que la mama izquierda fue la más afectada no siendo así en el nuestro, en que se observa mayor afectación de la derecha, sin embargo, si coincide en que el cuadrante supero externo fue el de mayor incidencia.

Otros autores cubanos plantean que la localización del tumor en el cuadrante inferointerno está asociada con el empeoramiento de la supervivencia en las mujeres con cáncer de mama [40-41-42-43]*.*

El tratamiento quirúrgico persiste como un tratamiento imprescindible (y en ocasiones el único) para la totalidad de pacientes con cáncer de mama. Su permanencia no indica que no hayan sucedido cambios importantes en la cirugía, ya que en los últimos años se han introducido nuevas opciones quirúrgicas que amplían el reducido repertorio previo de cirugía mamaria. Algunos cambios son la consecuencia del progreso en el diagnóstico y en los tratamientos no quirúrgicos y explican el auge de la cirugía conservadora sobre la mastectomía [30-31-32]*.*

El tratamiento conservador debe considerarse como el tratamiento de elección del cáncer de mama. Está indicado en todas las pacientes que tienen un único tumor de pequeño tamaño que puede ser extirpado con márgenes de resección libres de tumor preservando parte de la mama.

Germán Brito del INOR en nuestro país, afirma ser de elección para los estadios I y II. En una serie preliminar de 226 pacientes fue posible mantener la conservación de la mama en casi un 90 % de los casos, demostrado por Fisher, con los resultados expuestos. Es necesario que la paciente pueda recibir radioterapia externa posteriormente y lógicamente que desee conservar la mama. Si no se cumplen todas estas condiciones la cirugía mamaria que se debe ofrecer a la paciente es la mastectomía total. [31-32-51]

No coincidiendo lo anterior con nuestro estudio en la cual la mayoría de las mastectomías realizadas fueron totales, justificado en estadios clínicos superiores al II y en concordancia con lo expuesto por Torres Ajá en un estudio realizado en el Hospital General Universitario Dr. Gustavo Aldereguía Lima, Cienfuegos, de 37 años en el cual la modalidad quirúrgica más empleada fue la mastectomía radical (76 %) [52].

Actualmente en la mayoría de los estudios quirúrgicos realizados en los servicios de mastología, la cirugía conservadora va ocupando un lugar más preponderante, sobre todo por los avances diagnósticos que permiten identificar estadios más precoces.

El tratamiento adyuvante evita y o retarda las recidivas y metástasis en pacientes en estadios tempranos, no obstante, la mayoría en que se le detecta enfermedad micrometastásica e invasión linfovascular tendrán recurrencias aún después de los tratamientos adyuvantes y todas aquellas con metástasis distantes fallecieron a causa de su enfermedad, es obvio que los tratamientos actuales no han podido resolver este problema.

De la experiencia acumulada y las investigaciones realizadas se han podido identificar muchos factores pronósticos útiles que nos permite saber a quienes debemos asociar estos tratamientos adyuvantes. La terapia sistémica empleada actualmente dígase hormonoterapia con tamoxifeno en aquellas pacientes cuyos tumores expresan receptores de estrógenos y/o progesterona positivo o quimioterapia en el grupo de pacientes con receptores hormonales negativos empleando los clásicos esquemas de CMF, CAF o CEF. Son innegable los mayores resultados en materia de sobrevida con la aplicación de estas terapias, no obstante, ello, lo ideal sería poder conocer previamente la terapia óptima a emplear en cada caso. Hoy se trabaja en diferentes líneas en aras de la terapia adyuvante óptima. Con respecto a la quimioterapia se habla del tamaño de la dosis, intervalo de dosis e intensidad de dosis, buscando la muerte celular máxima; en la incorporación de nuevos agentes, como ejemplo los taxamos, o la aplicación de anticuerpos monoclonales dirigidos a receptores específicos e incluso al empleo de vacunas [54-55-56].

Conclusiones:

- *Más de la mitad de las pacientes afectadas superaban la septima década de vida, destacandose las de piel blanca y siendo los factores de riesgo más frecuente los modificables.*

- *Como resultado de la biopsia con aguja de corte, los carcinomas infiltrantes fueron la variedad predominante, encabezados por el ductal infiltrante.*

- *La gran mayoría de los casos estudiados no presentaron complicaciones importantes luego de realizada la toma de biopsia.*

- *Primaron las mastectomías totales sobre las conservadoras, siendo la técnica de Madden la más utilizada*

- *Continuar perfeccionando la aplicando de la biopsia con aguja de corte por las ventajas que ofrece para el tratamiento del cáncer de mama, así como ampliar el estudio hacia la utilización de guía por imagen que contribuye a su uso en lesiones de menor tamaño.*

Bibliografía

1. [MedlinePlus] (diciembre de 2009). «Cáncer de mama» (en español). Enciclopedia médica en español. (Citado 10/11/14).

2. Historia de cáncer de mama. (Internet) (Citado 3/4/13). Disponible en: http://www.newsmedical.net/health/History-of-Breast-Cancer-%28Spanish%29.aspx

3. Una breve historia de cáncer de mama. (Internet) (Citado 3/11/14). Disponible en:http://cirugiahoy.com/una-breve-historia-de-cancer-de-mama/

4. Schwartz. Principios de Cirugía novena edición. McGRAW-HILL INTERAMERICANA EDITORES, S. A. de C. V. ISBN: 978-607-15-0413-5 2011. Cap 17, 424-469.

5. Fernández-Cid Fenollera et al (2000). Mastología (2ª edición). Barcelona: Masson S.A. p. 4. ISBN 84-458-0844-3. (Citado 9/11/14).

6. Alfaro Urquizo J. Cáncer de Mama. Disponible en: http://sisbib.unmsm.edu.pe/bibvirtual/libros/medicina/cirugia/tomo_i/Cap_25 2_C%C3%A1ncer%20de%20Mama.htm

7. Fernández PA, et al. Actividad quirúrgica en el servicio de mastología del Centro Nacional de Oncología de Luanda (2007). Rev Cubana Cir. 2010 [citado 15 Nov 2014];49(4). Disponible en: http://scielo.sld.cu/scielo.php?pid=S0034749320100004000058&script=sci_art text&tlng=en

8. Lee K, Schwartz R, et al. Cáncer de mama oculto: dos casos clínicos analizados según el concepto actual. RevMéd Chile. 2006 [citado 15 Nov 2014];134:1166-70. Disponible en: http://www.scielo.cl/scielo.php?pid=S0034988720060009000128&script=sci_a rttext&tlng=en

9. Barrios Y, Pérez A, et al. Morbilidad oculta de cáncer de mama en el área de salud "28 de Septiembre". MEDISAN. 2010 [citado 15 Nov 2014];14(5):649. Disponible en: http://scielo.sld.cu/pdf/san/v14n5/san09510.pdf

10. Ocón O, Fernández MF, et al. Supervivencia en cáncer de mama tras 10 años de seguimiento en las provincias de Granada y Almería. RevEsp Salud Pública. 2010 [citado 15 Nov 2014];85(6). Disponible en: http://scielo.isciii.es/scielo.php?pid=S11355727201000060003&script=sci_arttext&tlng=pt

11. Llort G, Peris M, et al. Cáncer de mama y ovario hereditario: prevención primaria y secundaria en mujeres portadoras de mutación en los genes BRCA1 y BRCA2. RevMedClin (Barc). 2007;128(12):468-76.

12. González P, González M. Caracterización estadística del cáncer de mama en la provincia de Pinar del Río. Rev Ciencias Médicas Pinar del Río. 2010 [citado 15 Nov 2014];14(4). Disponible en: http://scielo.sld.cu/scielo.php?pid=S156131942010000400003&script=sci_arttext

13. Dirección Nacional de Estadística/Ministerio de Salud Pública de Cuba (DNE/MINSAP). Anuario Estadístico de Salud. La Habana: DNE/MINSAP; 2014.

14. Dirección Nacional de Estadística/Ministerio de Salud Pública de Cuba (DNE/MINSAP). Anuario Estadístico de Salud 2016. La Habana: DNE/MINSAP; 2017. Disponible en: http://files.sld.cu/dne/files/2017/05/Anuario_Estad%C3%ADstico_de_Salud_e_2016_edici%C3%B3n_2017.pdf

15.TarajanoJM. Algunas consideraciones bioéticas sobre la información a pacientes de los resultados positivos de cáncer de mama en estudios mamográficos. Matanzas Cuba.RevMed Electrón. 2010 [citado 15 Nov 2014];32(6). Disponible en:

http://www.revmatanzas.sld.cu/revista%20medica/ano%202010/vol6%20201
0/tema09.htm

16. SaureVM, Cardoso J, et al. Cáncer oculto de mama: presentación de caso. RevMéd Camagüey. 2010 [citado 15 Nov 2014];14(5). Disponible en: http://scielo.sld.cu/scielo.php?pid=S1025025520100000500011&script=sci_art text&tlng=es

17. Güemesa A, Sousaa R, et al. Aspectos técnicos y resultados de la mastectomía profiláctica en pacientes con elevado riesgo de cáncer de mama. RevCirEsp. 2004;75(3):123-8.

18. Ortiz CM, Galván EA. Factores de riesgo reproductivo para cáncer de mama en pacientes atendidas en un hospital urbano de segundo nivel. RevGinecolObstetMex. 2007 [citado 15 Nov 2014];75(1)11-6. Disponible en: http://www.medigraphic.com/pdfs/ginobsmex/gom-2007/gom071c.pdf

19. Final Recommendation Statement: BRCA-related cancer: Risk assessment, genetic counseling, and genetic testing. U.S. Preventive Services Task Force. December 2013. http://www.uspreventiveservicestaskforce.org/Page/Document/Recommenda tionStatementFinal/brca-related-cancer-risk-assessment-genetic-counseling-and-genetic-testing.[citado26 Nov 2014]

20.National Comprehensive Cancer Network. NCCN Clinical Practice Guidelines in Oncology (NCCN Guidelines): Breast cancer. Version 3.2013. Available at: http://www.nccn.org/professionals/physician_gls/pdf/breast.pdf. [citado12 Nov 2014]

21. Paula Escobar O. Biopsias percutáneas en cáncer de mama. Rev. Obstt. Ginecol. 2009; VOL 4 (3): 219-222

22. Blandina Hernández-Cruz et al. Biopsia por aspiración con aguja fina comparada con aguja de corte en el diagnóstico de cáncer de mama.RevGactMexiOncog. Vol. 11. Núm. 03. Mayo - Junio 2012[citado 15 Nov 2014]. Disponible en: http://zl.elsevier.es/es/revista/gaceta-mexicana-

oncologia-305/biopsia-aspiracion-aguja-fina-comparada-aguja-corte-
90143933-original-articles-2012

23. Games Olivia Humberto et al. Impacto en la realización de la biopsia por
trucut en el diagnóstico de tumores mamarios. Rev. Cubana Invest Bioméd
[Internet]. 2015 Mar [citado12 Nov 2017]; 34 (1). Disponible en:
http://scieloprueva.sld.cu/scielo.php?script=sci_arttex&pid=S0864-
03002015000100010&lng=es.

24. Hurtado Rojas F. Rubiano Vinuesa J. Cáncer de mama. Universidad del
Valle. Colombia.2012

25. Elías S. Contreras A. Llanque C. Carcinoma de mama. Rev. Paceña Med
FAM 2013; 5(7): 14-23.

26 Bruton I, Lazo J, et al. Hormonas y fármacos relacionados en Las bases
farmacológicas de la terapéutica. 11 ed. Colombia: Interamericana, 2007
p.1381-1386.

27. Beers M, Porter R, et al. Trastornos de la mama. El Manual Merck de
diagnóstico y tratamiento duodécima ed. Madrid- España: Elsevier; 2013; p.
2326- 2337.

28. Sabiston. Tratado de Cirugía. Fundamentos biológicos de la practica
quirúrgica moderna, décimo novena edición. Elsevier España, S.L. ISBN
edición española: 978-84-9022-065-8. Barcelona 2013. Cap 36, 824-869.

29. Gámez Oliva Humberto et al. Efectividad de la biopsia por trucut en el
diagnóstico de tumores malignos de la mama. Rev. Cubana Invest Bioméd.
[Internet]. 2015 Dic [citado12 Nov 2017]; 2015;34(4):337-346. Disponible en:
http://scieloprueva.sld.cu/scielo.php?script=sci_arttex&pid=S0864030020150
00100010&lng=es.

30. González M Paulina et al. Biopsias Percutáneas de Mama: Biopsia Core y Biopsia Estereotáxica Digital. Centro de Imagenología, HCUCh. Revista HCUCh 2013; 17: 311 – 6

31. EGOM, Equipo de Ginecología y Obstetricia. Tratamiento quirúrgico del cáncer de mama: Técnica del ganglio centinela. Disponible en: http://egom.es/wp-content/uploads/2016/11/Tratamiento-quirurgico-cancer-de-mama.jpg

32. Beatriz Sánchez N. Rubiano J. Cirugía Oncoplástica en Cáncer de mama. Revista Colombiana de Cirugía 2012, 23 (4): 217

33. Royo Asnar Ana. Calidad de vida en pacientes intervenidas por cáncer de mama. Universidad de Barcelona. Trabajo de investigación. Septiembre 2011.

34 Nicholson RM, Leinster S, et al. A comparison of theç cosmetic and psychological outcome of breast reconstruction, breast conserving surgery and mastectomy without reconstruction. The Breast. 2010; 16:396-410.

35 Rietjensa M, Urbana C et al. Long-term oncological results of breast conservative treatment with oncoplastic surgery. The Breast. 2011; 16:387-95.

36. Vázquez Albadalejo Carlos. Cirugía del cáncer de mama. Técnicas quirúrgicas de tratamiento y de reconstrucción, momento y tiempos de recuperación. Med. segur. trab. vol.62 supl.extra Madrid 2016.

37. Regueira F.M. Rodríguez-Spiteri N. et al. Novedades en el tratamiento quirúrgico del cáncer de mama. Rev. Med Univ. Navarra/Vol. 52, Nº 1, 2009, 51-55.

38. Benigno A. Técnicas Oncoplasticas en Cirugía Mamaria. Editorial 2011. Madrid.

39. Gil- Rendo A, Zornoza G, et al. Fluodeoxiglucose positron emisión tomography with sentinel lymph node biopsy for evaluation of axillary involvemente in breast cancer. BJS 2010; 93: 707-712.

40. Luna Goza M. Serrano Pérez A. et al. Armenteros Herrera O. Pesquizaje de cáncer de mama: presentación de un caso. Cuba. 2008.

41. National Comprehensive Cancer Network NCCN Clinical Practice Guidelines in Oncology. Breast Cancer [Internet]. NCCN V2; 2007 [acceso 27/6/2007].

35. Saslow D, Boetes C, et al. American cancer society guidelines for breast screening with MRI as an adjunct to mammography. CA Cancer J Clin. 2007 Mar-Apr; 57(2):75-89.

36. Azar ME. Algunos datos acerca del cáncer de mama. Sociedad Argentina de Mastología. 2008 [monografía en Internet][acceso 8/8/2008] disponible en: http://www.pccp.com.ar

37. Ortiz Martínez A. Revitalización del Programa de Detección Preclínica y Precoz de Cáncer de mama. Gaceta Médica Espirituana 2005; 7(3).

38. García Sierra JC. Mujeres negras tienden a desarrollar cáncer de mama más letal. Red de la Sociedad Cubana de Cirugía. 2012 www.sld.cu/uvs/cirured/

39. Arró Vázquez P.A. Galardys Labrada A. et al. Estudio Anatomo Cito Histológico del Cáncer de Mama. Forum Científico. Cuba. 2007.

40. González Ortega José M. Factores pronósticos del cáncer de mama. Rev. Cub. de Cirugía. 2011:50(1):130-138.

41. Sarp S, Fioretta G, et al. Tumor location of the lower inner quadrant is associated with an impaired survival for women with early-stage breast cancer. Ann Surg Oncol. 2010; 14(3):1031-9.

42. Ito M, Moriya T, et al. Significance of pathological evaluation for lymphatic vessel invasion in invasive breast cancer. Breast Cancer. 2007; 14(4):381-7.

43. Wong-Suk L. et al. Analysis of prognostic factors and treatment modality changes in breast cancer: a single study in Korea. Yousei Med J. 2007; 48(3):465-73.

44. Cabrera Nogueira G, Sánchez Portela C, et al. Cáncer de mama. Cirugía conservadora vs. Mastectomía radical. Rev. Ciencias Méd. Pinar del Río. 9(1):26-31. 2009

45. García Sierra JC. La biopsia es el mejor procedimiento para detectar el cáncer de mama. Red de la Sociedad Cubana de Cirugía. 2012 www.sld.cu/uvs/cirured/

46. Valentín Martínez R. Comportamiento del cáncer de mama de la mujer en el período climatérico. Rev. Cubana ObstetGinecol 2009;32(3)

47. Casadevall Galán I. Villavicencio Crespo P. et al. Cirugía conservadora y mastectomía radical modificada en el cáncer de mama de etapas I y II. Cuba, 2005

48. Angarita Fernando A. Acuña S. Cáncer de seno: de la epidemiología al tratamiento. Univ. Méd. Bogotá (Colombia), 49 (3): 344-372, julio-septiembre de 2008.

49. Knutson D, Steiner E. Screening for breast cancer: current recommendation sand future directions. Am FAM Physician. 2007; 5:1660-6.

51. *Brito Sosa Germán et al. Cirugía conservadora en el cáncer de mama. Rev Cubana Cirugía. [Internet]. 2014 Mar [citado 15 Sep 2016]; 2014;53(2)201-212.*

52. *Torres Ajá Lidia et al. Caracterización clínico-epidemiológica de la enfermedad de Paget de la mama. Estudio de 37 años. Medisur vol.15 no.2 Cienfuegos mar.-abr. 2017. Disponible en: http://scielo.sld.cu/scielo.php?script=sci_arttext&pid=S1727897X2017000200 018&nrm=iso*

52. *Este 53 Daniel F Hayes, MD. An overview of breast cancer. Wolter Kluwer Health. May 2012.*

53. *Daniel F Hayes, MD. Tumor node metastasis (TNM) staging classification for breast cancer. Wolter Kluwer Health. May 2012.*

54. *Fernández Sarabia P. Barreto Fiu E. et al. Actividad quirúrgica en el servicio de mastología del Centro Nacional de Oncología de Luanda. Revista Cubana de Cirugía 2010:49(4):37*

55. *Martínez Peñalver I. Nuevas tendencias en el tratamiento sistémico del cáncer de mama. Rev. Cubana Oncol 2(16):77-8*

56. *Davies C, Houghao Pan, Godwin J, et al. Long-term effects of continuing adjuvant tamoxifen to 10 years versus stopping at 5 years after diagnosis of estrogen receptor-positive breast cancer: ATLAS, a randomized trial. Lancet 2013; 381: 805-16.*

57. *Consenso sobre la biopsia selectiva del ganglio centinela en el cáncer de mama. Revisión 2013 de la Sociedad Española de Senología y Patología Mamaria. Rev Senol Patol Mamar. 2014;27(1):43-53.*

58. *Rutgers EJ, Donker M, Straver ME, Meijnen P, Van De Velde CJH, Mansel RE, et al. Radiotherapy or surgery of the axilla after a positive*

sentinel node in breast cáncer patients. Final analysis of the EORTC AMAROS trial (10981/22023) (abstract). J Clin Oncol 2013; 31: LBA 1001.

59. Pesce C, Liederbach E, Wang C, et al. Contralalateral prophylactic mastectomy provides no survival benefit in young women with estrogen receptor negative breast cancer. Ann Surg Oncol. 2014;21(10):3231-9.

Anexos

Anexo 1. *Consentimiento informado.*

El que suscribe: _______________________________ está de acuerdo en participar en la investigación "Biopsia con Aguja de Corte: estudio pre quirúrgico de cáncer de mama. HCQ Joaquín Albarrán. 2014- 2018" en el cual se me interrogará sobre aspectos relacionados con mi cáncer de mama diagnosticado. Para obtener este consentimiento he recibido una explicación exhaustiva por parte de los investigadores quienes me han informado que:

Esta es una investigación muy importante, para analizar cómo se comporta el cáncer de mama, donde me realizaran una serie de preguntas relacionadas con mi diagnóstico donde no existirá ningún riesgo para mi salud.

Siendo mi consentimiento para participar en el mismo absolutamente voluntario. En caso de no desear continuar en el estudio no tendría consecuencias en mis relaciones con el centro de salud y continuaré mi tratamiento sin ningún tipo de represalia contra mi persona, recibiendo el máximo de posibilidades en la atención.

Pudiendo retirarme del mismo en el momento que estime conveniente sin que sea necesario explicar las causas.

Y para que así conste, por mi libre voluntad, firmo el presente consentimiento junto al Dr.

A los ___ días del mes de _________ del año _______ Nombre del paciente: ___________________________________

Firma____________________________

Nombre del médico ____

Firma____________________________

Anexo 2.

Modelo de recolección de datos

Nombre_________   HC_________

- *Edad*
- *Color de la piel: B___   N___   M___*
- *Antecedentes Patológicos Personales: si___   no___*
- *Antecedentes Patológicos Familiares: si___   no___*
- *Nuliparidad   si___   no___*
- *Lactancia materna si___   no___*
- *Obesidad: si___   no___*
- *Fuma: si___   no___*
- *Alcohol_   si___   no___*
- *Uso de anticonceptivos orales si___   no___*
- *Menarquia Precoz: (antes de 12 años)   si___   no___*
- *Menopausia Tardía: (después de 50 años) si___   no___*
- *Tamaño de la lesión (cm.)   ___*
- *Localización de la lesión: MD ___   MI ___*

CSI ___

CSE___

CII ___

CIE ___

-Complicaciones del Tru-cut: Dolor___

Sangrado___

Hematoma___

Sepsis___

- Resultado Tru-cut: _____________________________

- Estadiamiento____________

- Operación realizada: MRM___   Conservadora___

- Técnica utilizada_____________

- Oncoterapia_____________

Anexo 3.

Gráficos 1

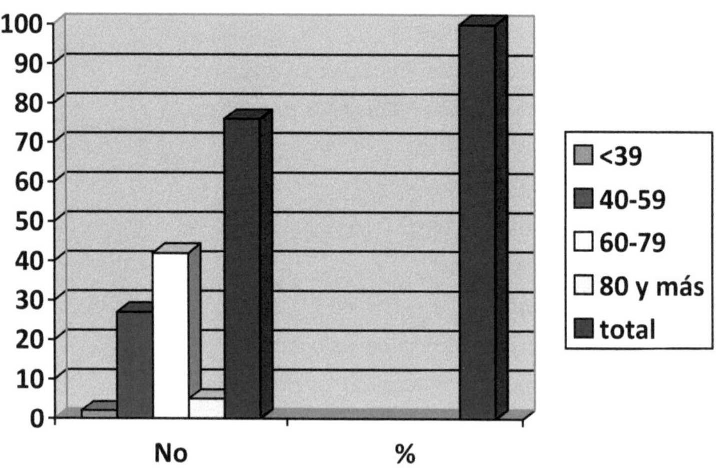

Gráfico 2

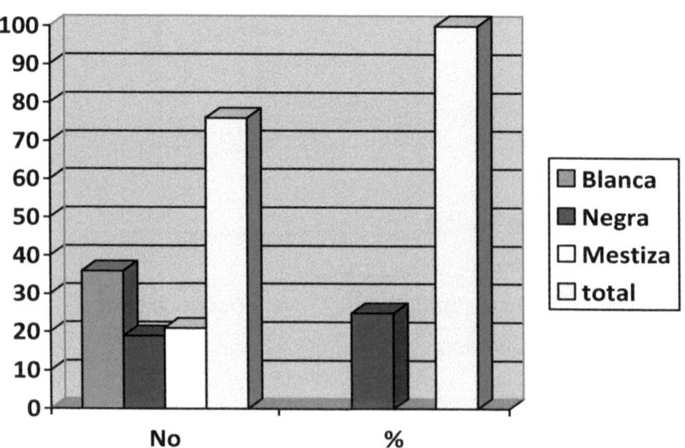

Gráfico 7

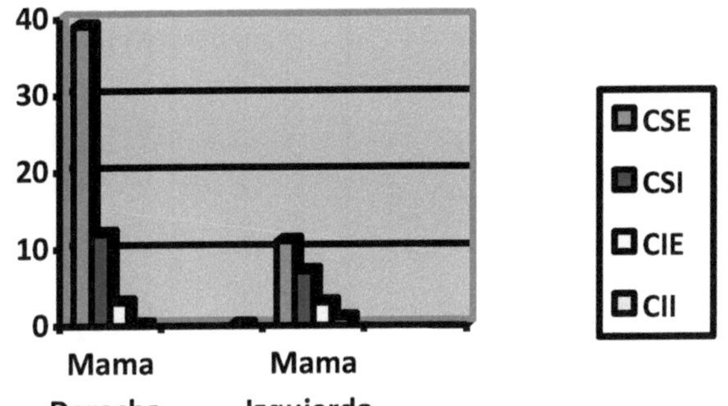

Gráfico 10

90
80
70
60
50
40
30
20
10
0
No
%
Quimioterapia Neoayugante
Quimioterapia Coayugante
Hormonoterapia
Radioterapia

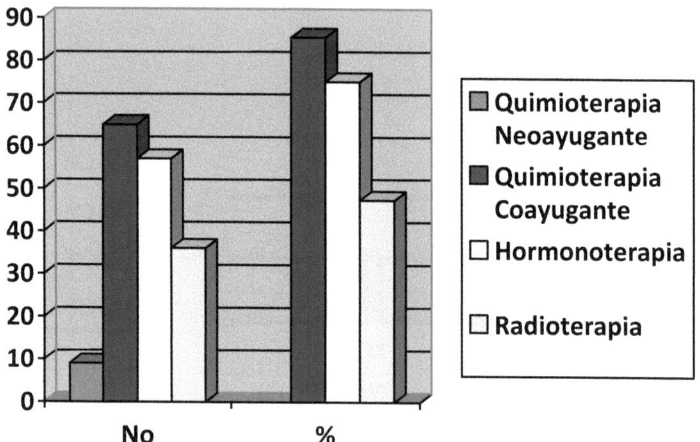

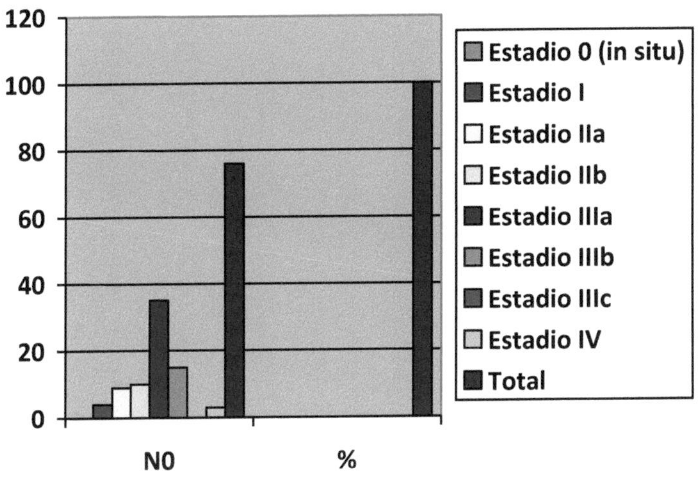

120
100
80
60
40
20
0
NO
%
Estadio 0 (in situ)
Estadio I
Estadio IIa
Estadio IIb
Estadio IIIa
Estadio IIIb
Estadio IIIc
Estadio IV
Total

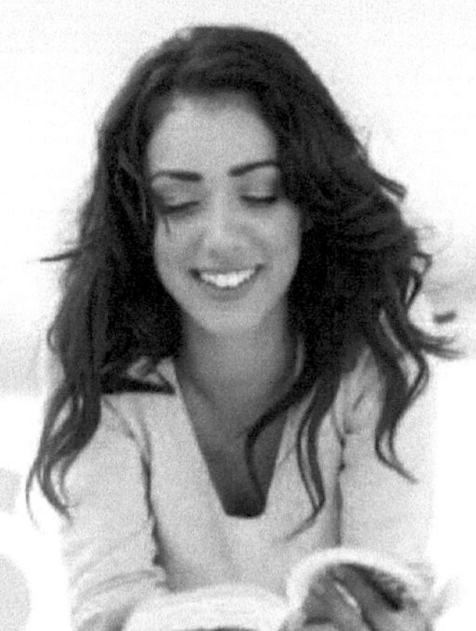

I want morebooks!

Buy your books fast and straightforward online - at one of world's fastest growing online book stores! Environmentally sound due to Print-on-Demand technologies.

Buy your books online at
www.morebooks.shop

¡Compre sus libros rápido y directo en internet, en una de las librerías en línea con mayor crecimiento en el mundo! Producción que protege el medio ambiente a través de las tecnologías de impresión bajo demanda.

Compre sus libros online en
www.morebooks.shop

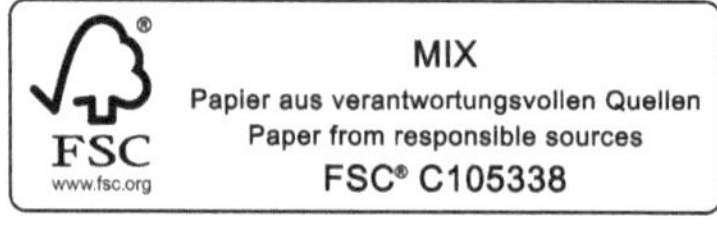

Printed by Books on Demand GmbH, Norderstedt / Germany